居家养老护理实践指导丛书

老年癌性患者护理手册

杨益群　田　利　朱霞明　主编

老吾老以及人之老
理性面对　品质晚晴

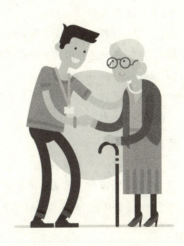

苏州大学出版社
Soochow University Press

图书在版编目(CIP)数据

老年癌性患者护理手册 / 杨益群,田利,朱霞明主编. —苏州:苏州大学出版社,2017.8
(居家养老护理实践指导丛书)
ISBN 978-7-5672-2175-8

Ⅰ.①老… Ⅱ.①杨… ②田… ③朱… Ⅲ.①老年人—癌—护理—手册 Ⅳ.①R473.73-62

中国版本图书馆 CIP 数据核字(2017)第 166273 号

书　　名:	老年癌性患者护理手册
主　　编:	杨益群　田　利　朱霞明
责任编辑:	刘　海
装帧设计:	刘　俊
出版发行:	苏州大学出版社(Soochow University Press)
出 品 人:	张建初
社　　址:	苏州市十梓街1号　邮编:215006
印　　刷:	苏州工业园区美柯乐制版印务有限责任公司
E - mail:	Liuwang@suda.edu.cn　QQ:64826224
邮购热线:	0512-67480030
销售热线:	0512-65225020
开　　本:	630 mm×960 mm　1/16　印张:12.75　字数:160 千
版　　次:	2017 年 8 月第 1 版
印　　次:	2017 年 8 月第 1 次印刷
书　　号:	ISBN 978-7-5672-2175-8
定　　价:	29.00 元

凡购本社图书发现印装错误,请与本社联系调换。服务热线:0512-65225020

癌性患者更需要优质护理

——策划人语

随着社会经济的飞速发展和民众生活水平的日益提高,中国正在步入老龄化社会,越来越多的老年朋友通过加强自身健康管理来提高生活质量,乐享天年。但是老龄化时代也遇到了不少现实问题,比如老年人癌症的发病率要比中青年人群高出不少,癌症病痛严重影响了不少老年朋友的生活质量。针对此,本书策划编辑特邀苏州大学护理学院的癌性护理及老年营养学专家精心编写了《老年癌性患者护理手册》。

该手册针对老年癌性患者护理方面的诸多典型问题作了详尽而科学的指导,如癌性疼痛的护理、恶心呕吐的护理、癌性发热的护理、癌因性疲乏的护理、睡眠障碍的护理、腹泻便秘的护理、造血干细胞移植的护理、PICC的维护等。手册还富有针对性地介绍了老年癌症患者的营养护理,并系统地介绍了癌性患者诊疗检查的相关常识。在保证医护知识科学性的基础上,该手册内容通俗易懂,图文并茂,有较强的可操作性。

本书既适合老年朋友阅读,也能够为养老护理专业人士提供观念与技术的指导及帮助。相信广大老年朋友和从事养老护理工作的专业人员一定能够从中汲取到有益的知识性营养,给自己和他人一个美好的人间晚晴天。

编委会名单

主　　审	李惠玲	陶　敏	吴德沛	
主　　编	杨益群	田　利	朱霞明	
编写人员	王丽华	王　芬	钱科燕	季　娟
	俞丽琴	田　利	曹娟妹	王　琴
	李春会	朱霞明	葛永芹	赵素芳
	汤　芳	刘明红	刘晓荣	毛燕琴
	陆　茵	杨益群	陈　瑛	朱　慧
秘　　书	张　彦			

目 录

症状管理篇

疼痛的护理 3

　　问题1：什么是癌性疼痛？ 3

　　问题2：癌性疼痛有哪些表现？ 3

　　问题3：出现癌性疼痛怎么办？ 4

　　问题4：正确评估癌症患者疼痛的金标准是什么？ 4

　　问题5：疼痛程度的评估方法有哪些？ 4

　　问题6：癌痛患者发生急性暴发痛时应如何处理？ 5

　　问题7：什么是癌痛"三阶梯止痛原则"？ 6

　　问题8：常用的三阶梯止痛药物有哪些？ 7

　　问题9：癌痛患者用药有哪些注意事项？ 8

　　问题10：使用止痛药物会发生哪些不良反应？ 8

　　问题11：疼痛患者使用止痛药物的误区有哪些？ 9

　　问题12：什么是阿片类药物？它有哪几类？ 12

　　问题13：如何正确使用阿片类药物？ 12

　　问题14：如何预防癌痛用药导致的镇痛效果波动？ 12

　　问题15：哪些因素会导致癌痛不能得到及时有效的消除？ 13

　　案例与思考：这止痛药我能不吃吗？ 14

　　知识链接（一）：什么是NRS评分？ 15

　　知识链接（二）：癌痛的介入治疗 16

口腔黏膜炎的护理 17

　　问题1：什么是口腔黏膜炎？ 17

　　问题2：引起口腔黏膜炎的原因有哪些？ 17

问题3：如何预防口腔黏膜炎？ 19
　　问题4：如何处理口腔黏膜炎？ 20
　　案例与思考：沈女士的口腔情况明显好多了 20
　　知识链接：口腔黏膜炎每日自评问卷 21

恶心呕吐的护理 22

　　问题1：恶心呕吐的分类有哪些？ 22
　　问题2：进食是否会加重化疗药物引起的恶心呕吐症状？ 23
　　问题3：恶心呕吐的危害有哪些？ 23
　　问题4：化疗引起恶心、呕吐的影响因素有哪些？ 23
　　问题5：恶心呕吐的治疗原则有哪些？ 24
　　问题6：常见止吐药的不良反应有哪些？ 24
　　问题7：恶心呕吐的护理要点有哪些？ 25

癌性发热的护理 26

　　问题1：什么是癌性发热？ 26
　　问题2：癌性发热的原因是什么？ 26
　　问题3：癌性发热时有什么样的表现？ 27
　　问题4：癌性发热应如何处理？ 27
　　问题5：发热时喝点热水，在被子里捂一下，这种做法对吗？ 28
　　案例与思考：发热时捂汗是不科学的 28

癌因性疲乏的护理 29

　　问题1：什么是癌因性疲乏？它与一般的疲劳、乏力有何不同？ 29
　　问题2：如何知道是否存在癌因性疲乏？ 29
　　问题3：癌因性疲乏如果不能很好地得到控制，会有哪些不良影响呢？ 30
　　问题4：出现癌因性疲乏后，增加休息有助于缓解症状吗？ 30
　　问题5：还有哪些方法可以缓解癌因性疲乏？ 31

睡眠障碍的护理 32

　　问题1：什么是睡眠障碍？ 32

　　问题2：引起肿瘤患者睡眠障碍的原因有哪些？ 32

　　问题3：睡眠障碍有哪些危害？ 32

　　问题4：如何有效缓解睡眠障碍？ 32

　　案例与思考：今夜,她的梦是甜的 33

腹泻便秘的护理 34

　　问题1：什么是腹泻？ 34

　　问题2：肿瘤患者腹泻的常见原因有哪些？ 34

　　问题3：什么样的腹泻应立即就医？ 35

　　问题4：肿瘤患者发生腹泻怎么办？ 35

　　案例与思考：腹泻的李大爷又要住院了 36

　　问题5：什么是便秘？ 37

　　问题6：肿瘤患者便秘的常见原因有哪些？ 37

　　问题7：便秘的危害有哪些？ 38

　　问题8：如何预防便秘？ 39

　　问题9：发生便秘了怎么办？ 39

手足综合征的护理 41

　　问题1：什么是手足综合征？ 41

　　问题2：化疗手足综合征如何分级？ 41

　　问题3：哪些化疗药物会引起手足综合征？ 41

　　问题4：化疗时如何预防手足综合征？ 42

　　问题5：如何治疗手足综合征？ 42

　　问题6：发生了手足综合征还能继续进行抗肿瘤治疗吗？ 43

脱发的护理 43

　　问题1：什么是脱发？ 43

问题2：导致脱发的原因有哪些？ 43

问题3：化疗引起的脱发会在什么时候、在哪些部位发生？ 44

问题4：脱发后，后续头发还会生长吗？ 44

问题5：脱发期间应如何护理毛发？ 44

问题6：哪些化疗药物会引起脱发？ 44

问题7：化疗引起的脱发会对身体有伤害吗？ 45

问题8：化疗为什么会引起脱发？ 45

问题9：化疗引起脱发了该怎么办？ 46

案例与思考：治疗期间脱发一样可以美丽 46

癌性栓塞的护理 48

问题1：什么是癌性栓塞？ 48

问题2：导致癌性栓塞的原因有哪些？ 48

问题3：癌性栓塞的常见临床表现有哪些？ 49

问题4：如何预防癌性栓塞？ 50

问题5：如果发生了癌性栓塞，应如何治疗？ 51

骨髓抑制的护理 51

问题1：什么是骨髓抑制？ 51

问题2：骨髓抑制如何分级？ 52

问题3：化疗后白细胞下降应注意些什么？ 52

问题4：化疗后白细胞下降怎么治疗？ 52

问题5：化疗后血小板减少应注意些什么？ 53

问题6：化疗后血小板减少怎么治疗？ 53

案例与思考：化疗后血小板减少怎么办？ 54

问题7：化疗后贫血应注意些什么？ 55

问题8：化疗后贫血怎么治疗？ 55

血液病护理篇

血液病患者发热的护理 59
- 问题1：什么叫肿瘤性发热？ 59
- 问题2：血液病患者发热的主要原因是什么？ 59
- 问题3：血液病患者出现发热症状后应如何做好自我防护？ 59
- 案例与思考：发热期的护理太重要了 60

血液病患者贫血的护理 60
- 问题1：什么是贫血？如何进行程度分级？ 60
- 问题2：贫血有哪些种类？ 61
- 问题3：贫血时有哪些表现？ 62
- 问题4：贫血患者在日常生活中应注意哪些方面？ 63
- 问题5：贫血患者可以进行体育锻炼吗？ 65
- 问题6：贫血患者如何做好自我监护？ 65
- 问题7：在什么情况下贫血患者需要进行输血治疗？ 66
- 知识链接：输血小常识：ABO血型系统 66
- 问题8：贫血患者为什么会出现食欲减退？ 67
- 问题9：长期输血会造成铁蛋白过载，这种情况对身体危害大吗？应如何应对？ 67

血液病患者出血的护理 68
- 问题1：血液病患者为什么经常容易出血？ 68
- 问题2：每次打完针后胳膊上就瘀青了，应该如何预防？ 68
- 知识链接：减少穿刺出血的小经验 68
- 问题3：常见的出血部位有哪些？ 69
- 问题4：鼻子经常出血该如何预防和处理？ 69
- 问题5：牙龈经常出血该如何预防和处理？ 69

问题6：如何进行皮肤出血的预防和处理？ 69

恶性血液病并发呼吸系统疾病的护理 70

问题1：血液病患者为什么要戴口罩？常见口罩类型及正确使用方法有哪些？ 70

问题2：引起血液病患者肺部感染的常见病原微生物有哪些？ 71

问题3：血液病患者在日常生活中预防流行性感冒的方法有哪些？ 71

问题4：血液病患者患流行性感冒后饮食方面有哪些注意事项？ 71

问题5：血液病患者的呼吸功能锻炼有哪些内容？如何进行呼吸功能锻炼？ 72

问题6：血液病患者如何留取痰标本？ 72

问题7：血液病患者行支气管镜检查的护理措施有哪些？ 72

问题8：有效排痰的方法有哪些？ 73

问题9：血小板低下患者能不能进行背部叩击？如何进行背部叩击？ 73

问题10：什么是呼吸衰竭？呼吸衰竭的分型是怎样的？ 74

问题11：呼吸困难分几级？ 74

恶性血液病并发消化系统疾病的护理 75

问题1：胃肠道手术后，为什么容易发生贫血？ 75

问题2：血液病患者在化疗过程中会出现哪些胃肠道毒性反应？发生恶心呕吐时，该如何应对？ 75

案例与思考：口腔疼痛的王先生终于愿意吃饭了 76

问题3：急性白血病患者为什么会出现口腔齿龈肿胀增生？ 76

问题4：血液病患者为什么会出现消化道出血？如何预防和处理消化道出血？ 77

问题5：血液病患者为什么容易出现消化道感染？如何预防消化道感染？ 78

问题6：造血干细胞移植患者在预处理期间出现腹泻的常见原因是

什么？发生移植物抗宿主病时，累及胃肠道会出现怎样的症状？如何分度？ 78

案例与思考：小芳的精心护理为老李赢得了时间 80

问题7：什么是肝静脉闭塞病（VOD）？造血干细胞移植患者出现肝静脉闭塞病的原因是什么？发生肝静脉闭塞病时该如何护理？ 80

问题8：造血干细胞移植后为什么易并发病毒性肠炎？有哪些主要表现？ 81

问题9：血液病患者为什么会出现脾肿大？出现脾肿大时应注意什么？什么情况下需要进行脾脏切除术？ 82

问题10：过敏性紫癜累及腹部时会有哪些临床表现？引起过敏性紫癜的原因是什么？ 83

问题11：幽门螺旋杆菌感染与胃黏膜淋巴瘤有关系吗？ 84

问题12：使用左旋门冬酰胺酶时为什么会出现急性胰腺炎？应如何处理？ 84

问题13：什么是药物性肝损？容易导致肝脏损害的药物有哪些？如何预防药物性肝损？ 84

恶性血液疾病并发泌尿系统疾病的护理 85

问题1：出血性膀胱炎会有什么症状？其分度是怎样的？ 85

问题2：导致出血性膀胱炎的原因主要有哪些？ 86

问题3：出血性膀胱炎怎么治疗？ 86

问题4：白血病患者尿酸性肾病的发病原因有哪些？ 87

问题5：尿酸性肾病的主要表现有哪些？ 87

问题6：应该如何防治尿酸性肾病？ 87

问题7：尿酸性肾病患者有哪些饮食宜忌？ 87

问题8：蛋白尿有什么危害？ 87

问题9：有了蛋白尿应该注意些什么？ 87

问题10：什么叫肾淀粉样变？ 88

问题11：肾淀粉样变有什么危害？ 88

恶性血液疾病常见的诊疗问题 88

问题1：所有白细胞高的血液病患者都需要进行细胞清除术吗？ 88

问题2：细胞清除术结束后应预防哪些并发症的发生？ 88

问题3：确诊白血病需要做哪些检查？ 89

问题4：什么是骨髓穿刺术？可在哪些部位进行骨髓穿刺？行骨髓穿刺术对身体有害吗？ 89

问题5：什么是腰椎穿刺术？行腰椎穿刺术后的注意要点有哪些？ 90

问题6：白血病是绝症吗？有特效药吗？ 91

问题7：白血病的治疗周期有多长？ 91

问题8：什么是分子水平缓解？ 92

问题9：可以采用中医中药的方法来治疗白血病吗？ 92

造血干细胞移植的护理 92

问题1：骨髓是怎样发挥造血功能的？ 92

问题2：造血干细胞移植有哪些类型？ 93

问题3：造血干细胞移植能治疗哪些疾病？ 93

问题4：造血干细胞移植的成功率是多少？ 94

问题5：自体造血干细胞移植是怎么回事？ 94

问题6：造血干细胞移植需要做哪些准备？ 94

问题7：造血干细胞移植有哪些相关并发症？ 94

问题8：造血干细胞移植的排斥反应指什么？ 95

问题9：骨髓移植后患者的血型会改变吗？ 95

问题10：骨髓移植患者在饮食方面要注意些什么？ 96

案例与思考：吃汤圆的插曲 97

问题11：行移植后的患者可以运动吗？ 100

问题12：移植后什么时候复诊？ 100

问题13：移植后怎么能发现异常情况或并发症？ 101

案例与思考：移植后有任何异常都要告诉我们 101

问题14：患者移植后什么时候能恢复工作或学习？ 102

问题15：移植后造血重建需要多久？ 102

问题16：移植后回家休养有哪些注意事项？ 103

问题17：捐献骨髓对人体有害吗？ 105

问题18：正常供体捐献骨髓或造血干细胞为何要打"动员剂"？ 105

问题19：输血和移植会传播疾病吗？ 106

PICC 维护篇

PICC 常见问题 109

问题1：什么是 PICC 导管？ 109

问题2：使用 PICC 导管安全吗？ 109

问题3：为什么说 PICC 导管能更加安全有效地为输液治疗提供帮助？ 110

问题4：如果不使用 PICC 会发生什么问题？ 110

问题5：哪些人适合留置 PICC 导管？ 110

问题6：PICC 导管有哪些优点？ 110

问题7：PICC 导管能保留多长时间？ 110

问题8：如果决定留置 PICC 导管，在置管时患者需要如何配合护士？ 111

问题9：PICC 导管置入当天需要注意些什么？ 1111

问题10：置入 PICC 导管后可以活动吗？ 111

问题11：置管后为什么要进行适当的活动？ 112

问题12：置入 PICC 导管后哪些活动需要注意？ 112

问题13：置管后如何活动穿刺侧肢体？ 112

问题14：PICC 导管置入后的"3 准 5 不准"有哪些具体内容？ 112

问题15：可以带着 PICC 导管洗澡吗？ 113

问题16：PICC 导管置入后睡觉和穿衣时要注意什么？ *113*

问题17：PICC 导管置入后需要多长时间维护一次？ *113*

问题18：通过 PICC 导管是不是可以注射造影剂？ *113*

问题19：在医院外应如何维护 PICC 导管？ *114*

案例与思考：PICC 维护手册的作用可不小 *114*

问题20：怎样才能知道自己的 PICC 导管是正常还是不正常？ *115*

问题21：出院后出现哪些情况时需要及时到医院处理？ *115*

问题22：如果导管内有回血应该怎么办？ *116*

问题23：什么时候可以拔管呢？ *116*

营 养 篇

癌症患者的常见营养问题 *119*

问题1：肿瘤患者为什么需要营养支持？ *119*

问题2：肿瘤患者发生营养不良的原因主要有哪些？ *119*

问题3：肿瘤患者营养不良主要表现在哪些方面？ *119*

问题4：肿瘤患者营养不良主要有哪几种类型？ *120*

问题5：肿瘤患者正确的饮食原则是什么？ *120*

问题6：肿瘤患者出现味觉迟钝、口干、吞咽困难、食管炎等影响进食的症状时该如何处理？ *121*

问题7：豆制品中含有大豆异黄酮,乳腺癌或卵巢癌患者可以吃吗？ *121*

问题8：哪些食物有可能促使癌症复发？ *122*

问题9：食疗效果优于药物治疗吗？ *122*

问题10：白血病患者饮食上需要忌口吗？ *123*

问题11：白血病和淋巴瘤患者能吃鸡和鸡蛋吗？ *123*

问题12：癌症患者吃什么好？ *124*

问题13：血液病患者出现贫血时该如何进行饮食调养？ *125*

问题14：白血病患者出现恶心、呕吐甚至厌食时该如何进行营养

护理？ *126*

问题 15：血液病患者出现口腔溃疡时该吃些什么？ *127*

案例与思考：嘴巴再痛也要吃 *128*

问题 16：白血病患者出现腹泻时该如何调理饮食？ *129*

问题 17：白血病患者出现便秘时该如何饮食？ *129*

问题 18：造血干细胞移植患者饮食方面要注意些什么？ *130*

知识链接：营养状况筛查量表 *132*

诊疗检查篇

常见检查须知 *139*

问题 1：什么是 CT 检查？ *139*

问题 2：CT 检查的适应证和禁忌证有哪些？ *139*

问题 3：CT 检查有哪些注意事项？ *139*

问题 4：什么是磁共振检查？ *140*

问题 5：磁共振检查的适应证和禁忌证分别有哪些？ *140*

问题 6：磁共振检查的注意事项有哪些？ *141*

问题 7：什么是 PET-CT 检查？ *142*

问题 8：PET-CT 检查的适应证和禁忌证有哪些？ *142*

问题 9：PET-CT 检查有哪些注意事项？ *143*

问题 10：什么是核素骨扫描检查？ *144*

问题 11：核素骨扫描的适应证和禁忌证有哪些？ *144*

问题 12：核素骨扫描检查有哪些注意事项？ *144*

问题 13：什么是血管造影检查？ *145*

问题 14：血管造影检查的适应证和禁忌证有哪些？ *145*

问题 15：血管造影检查前需要做哪些准备工作？ *146*

问题 16：血管造影检查时受检者应如何配合医务人员？ *147*

问题 17：血管造影检查有哪些注意事项？ *147*

问题 18：如何护理血管造影检查的患者？ *148*

问题 19：什么是超声造影检查？ 149

问题 20：老年人做超声造影检查有哪些适应证和禁忌证？ 149

问题 21：超声造影检查前有哪些准备工作？ 149

问题 22：超声造影检查有哪些注意事项？ 150

问题 23：对于超声造影检查的患者应如何护理？ 150

问题 24：什么是肝穿刺术？ 151

问题 25：肝穿刺的适应证和禁忌证有哪些？ 151

问题 26：肝穿刺术前的准备工作有哪些？ 152

问题 27：肝穿刺过程中医患应如何配合？ 152

问题 28：肝穿刺术后应如何护理？ 152

问题 29：肝穿刺的注意事项有哪些？ 153

问题 30：什么是胸腔穿刺术？ 153

问题 31：胸腔穿刺的适应证和禁忌证有哪些？ 153

问题 32：胸腔穿刺前有哪些准备工作？ 153

问题 33：胸腔穿刺过程中医患应如何配合？ 154

问题 34：胸腔穿刺后如何护理？ 154

问题 35：胸腔穿刺术有哪些注意事项？ 155

问题 36：什么是腹腔穿刺术？ 155

问题 37：老年人做腹腔穿刺有哪些适应证和禁忌证？ 156

问题 38：腹腔穿刺前的准备工作有哪些？ 156

问题 39：腹腔穿刺过程中医患应如何配合？ 156

问题 40：腹腔穿刺后如何护理？ 157

问题 41：腹腔穿刺的注意事项有哪些？ 157

问题 42：什么是纤维支气管镜检查？ 158

问题 43：纤维支气管镜检查的适应证和禁忌证有哪些？ 158

问题 44：纤维支气管镜检查前的准备工作有哪些？ 159

问题 45：纤维支气管镜检查过程中医患应如何配合？ 159

问题 46：纤维支气管镜检查结束后如何护理？ 159

问题 47：纤维支气管镜检查有哪些注意事项？ 160

问题48：什么是痰细胞学检查？ 160

问题49：如何留取痰标本？ 160

放疗常识 160

问题1：什么是放疗？什么是增敏化疗？什么是同期放化疗？ 160

问题2：哪些患者应该选择放疗？ 161

问题3：放疗前需要做哪些检查？ 161

问题4：放疗前患者要做哪些准备？ 161

问题5：放疗会引起哪些不良反应？ 161

问题6：什么是放疗增敏剂？ 162

问题7：放疗的流程是怎样的？ 162

问题8：放疗整个疗程一般需要多长时间？每次治疗时间多久？ 162

问题9：放疗患者需要住院吗？ 162

问题10：放疗期间患者要做好哪些自我护理？ 162

问题11：放疗期间饮食上有哪些注意事项？ 163

问题12：放疗期间真的不可以洗澡吗？ 164

问题13：放疗病人如何进行康复锻炼？ 164

问题14：放疗结束后有哪些注意事项？ 165

问题15：放疗结束后多长时间复查？ 165

问题16：放疗结束后可以上班吗？ 165

案例与思考：放疗的护理太重要了 166

化疗常识 167

问题1：什么叫化疗？ 167

问题2：肿瘤化疗的目的是什么？ 167

问题3：化疗的疗程或周期是什么意思？是怎么计算的？ 168

问题4：医生一般通过哪些指标来判断患者对化疗能否耐受？ 168

问题5：怎样判断化疗的效果？ 169

问题6：化疗的全身不良反应主要有哪些？ 170

问题7：化疗当天如何安排饮食才能减轻化疗引起的消化道
反应？ 171
问题8：化疗期间为什么要增加饮水量？每天饮水量至少需要
多少？ 171
问题9：化疗期间的尿量每天应保持多少为宜？ 171
问题10：什么是肿瘤分子靶向治疗？肿瘤分子靶向治疗药物包括
哪些种类？ 172
问题11：分子靶向药物的常见不良反应有哪些？如何处理？ 172
问题12：分子靶向药物治疗期间出现哪些情况需要停药或暂时
停药？ 175
问题13：肿瘤治疗期结束，随访复查的内容和时间是怎样的？ 176
知识链接：针灸治疗化疗相关性恶心呕吐 176

心理关怀篇

体验期——"诊断休克" 179
问题1：体验期常见的心理反应有哪些？ 179
问题2：是否告知患者这个"坏消息"？ 179

怀疑期——"他们搞错了" 180
问题1：患者在怀疑期的常见心理反应有哪些？ 180
问题2：如何让患者接受这个"坏消息"？ 180

恐惧期——"这个病治不好怎么办" 181
问题1：患者在恐惧期的常见心理反应有哪些？ 181
问题2：如何引导患者的正向情绪？ 181

幻想期——"有没有什么偏方" 182
问题1：患者在幻想期的常见心理反应有哪些？ 182
问题2：如何让患者在"幻想"与"现实"之间找到平衡？ 182

绝望期——"所有方法我都试过了，还是不行" 183
问题1：绝望期常见的心理反应有哪些？ 183
问题2：此阶段应如何引导和帮助患者宣泄情绪？ 183

平静期——"就这样吧" 184
问题1：患者在平静期的常见心理反应有哪些？ 184
问题2：如何帮助患者在平静中抵达生命的终点？ 184

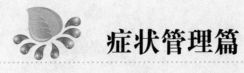# 症状管理篇

疼痛的护理

问题1：什么是癌性疼痛？

癌性疼痛一般是指由肿瘤直接引起的疼痛，包括肿瘤侵犯或压迫神经根、神经干、神经丛或神经，侵犯脑和脊髓，侵犯骨膜或骨骼，侵犯实质性脏器及空腔性脏器，侵犯或堵塞脉管系统，引起局部坏死、溃疡、炎症等导致的疼痛。

问题2：癌性疼痛有哪些表现？

（1）急性痛：多在损伤性诊断时或抗癌治疗（如手术、放疗、化疗）中出现，具有定位精确的特点。急性痛严重时可伴有焦虑不安、出汗、血压上升、心率加快等。

（2）慢性痛：多由癌症急性痛治疗无效或治疗不当以及癌症进一步发展，如压迫、浸润、转移等所引起。其定位不明确且疼痛时间较长，可引起情绪的变化以及失眠、进食减少、消瘦及疲乏等。

（3）躯体痛：多由癌细胞浸润邻近的软组织、血管、骨、筋膜等造成。其疼痛可急可慢，表现为刺痛或跳痛等，疼痛的部位亦较明确。

（4）内脏痛：一般多由于胸、腹腔器官的原发癌或转移癌的进一步发展引起。如肝、胰、脾等的肿瘤长势迅猛影响包膜、腹膜，癌肿压迫血管和筋膜，血管癌栓引起脏器缺血等因素均可导致内脏痛。其疼痛多为牵拉、压紧或膨胀感觉，有时可放射到远处的体表。疼痛定位不很明确。

（5）神经痛：多由癌细胞浸润及手术等治疗损伤外周或中枢神经引起。疼痛性质为持续钝痛伴短暂、严重的烧灼或触电样感觉异常，亦可有皮肤麻木、针刺或蚁行感。

（6）暴发痛：指在服用阿片类药物治疗持续疼痛的基础上仍出现的急性、突发性的剧烈疼痛，可自发产生，亦可因各种诱因激发。暴发痛是癌痛患者经常面临的临床问题，在癌症患者中的发生率大约为63%。

问题3：出现癌性疼痛怎么办？

（1）先不要着急，首先应明确疼痛是否由肿瘤引起。
（2）准确如实描述疼痛，为医生用药提供依据。
（3）遵医嘱规范化用药。
（4）密切关注用药后的效果及不良反应。

问题4：正确评估癌症患者疼痛的金标准是什么？

疼痛本身是一种个人主观体验，因而，除了患者本人外，任何其他人都无法明确得知患者疼痛的状态，包括疼痛的性质、程度等，所以疼痛评估的金标准是"患者的主诉"。医护人员根据患者对病情的了解程度、疼痛的类型、对疼痛知识的了解、患者的文化程度以及对疼痛评估量表的理解，对其予以引导和指导，使患者对自身疼痛程度进行准确的评估，为治疗方案提供真实、有效的依据。这也是提高癌痛自我管理的重要前提。

问题5：疼痛程度的评估方法有哪些？

（1）数字评分法（NRS）：这是最常用的评估方法，即将疼痛程度用0～10个数字依次表示，0表示无疼痛，10表示最剧烈的疼痛，由患者自己选择一个最能代表自身疼痛程度的数字，或由医护人员询问患者：你的疼痛有多严重？按照疼痛对应的数字将疼痛程度分为：轻度疼痛（1～3分）、中度疼痛（4～6分）、重度疼痛（7～10分）。

（2）面部表情量表：该量表由6张微笑或幸福直至流泪的不同面部表情图组成。这种方法适用于交流困难的评估对象，如儿童（3～6岁）、老年人、意识不清或不能用语言表达的患者（见下图）。

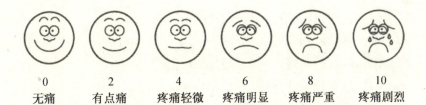

0	2	4	6	8	10
无痛	有点痛	疼痛轻微	疼痛明显	疼痛严重	疼痛剧烈

（3）口述评估法：包括用形容各种疼痛程度的词汇，如轻度疼痛、重度疼痛、阵痛、可怕的痛及无法忍受的疼痛等来帮助病人描述自己的疼痛，使病人更好地表达疼痛。按 0～10 分次序报告，0 分表示无痛，10 分表示剧痛。此法简单，但不易发觉细微变化（见下图）。

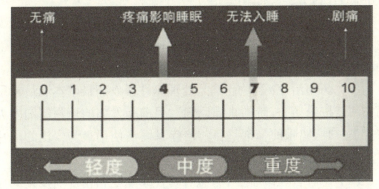

疼痛的评估还应该包括疼痛的性质、疼痛的部位、疼痛的周期，应尽可能将上述情况准确地告诉医生，以便医生选择最合理的治疗方案。

问题 6：癌痛患者发生急性暴发痛时应如何处理？

1. 暴发痛的定义

暴发痛是指在短期内出现的严重疼痛，即在稳定疼痛、服用阿片类药物的基础上突然出现的短暂、剧烈的疼痛。

2. 暴发痛的特点

不同临床分期的肿瘤可伴暴发痛，但更多发生于晚期癌症患者和体能评分较差的患者。暴发痛在不同患者之间的异质性比较大，差异非常明显。

典型的暴发痛往往具有以下特点：

(1) 发作快(常在几分钟内达高峰)。
(2) 疼痛剧烈(数字评分≥7分)。
(3) 持续时间短(一般不超过30分钟)。
(4) 具有自限的特征。
(5) 暴发痛经常与基础疼痛相关,可在一天内多次出现。
(6) 发作频率大(24小时内超过3次,中位频率为4次)。

3. 癌性暴发痛的治疗方法

(1) 病因治疗:针对基础疾病的治疗不仅有利于基础疼痛的缓解,也有利于暴发痛的治疗。

(2) 一般治疗:生活行为与癌性暴发痛密切相关,患者应改变不良生活方式,全面参与治疗决策,并减少可能引起疼痛暴发的活动,建议适当进行日常活动,如洗衣服、烹饪等,并参加一些体育锻炼。

(3) 药物治疗:药物止痛是处理癌性暴发痛最基本和最常用的方法。按癌痛"三阶梯止痛原则",目前暴发痛的药物制剂多为阿片类,口服吗啡即释剂是目前治疗暴发痛使用最为广泛的阿片类药物。

(4) 患者自控镇痛技术:患者自控镇痛是指当疼痛发生或加剧时由患者自己通过特制的机械泵按事先设定的药物浓度和速度注入人体内的技术。该方法遵循"按需止痛"的原则,便于达到用药个体化。

(5) 心理治疗:癌痛的治疗也要考虑到患者的心理问题。伴有暴发痛的癌症患者大多表现为易怒、暴躁、烦躁等负性心理,这对镇痛效果有负面影响。

(6) 癌性暴发痛的中医治疗:中医治疗癌痛有中药内服、外用、静脉用药、滴鼻、针刺治疗等多种途径。

问题7:什么是癌痛"三阶梯止痛原则"?

世界卫生组织制定了癌痛"三阶梯止痛原则",只要正确地遵循该方案的基本原则,90%的癌痛者会得到有效缓解,75%以上晚期癌症患者的疼痛可以解除,所以此原则目前已是临床上治疗癌痛的规范指导。

癌症的"三阶梯止痛原则"是指根据患者的疼痛程度不同而分别使用不同等级止痛药物的止痛方法。使用"三阶梯止痛原则"的前提是要学会癌痛等级的评估。

按"三阶梯止痛原则"给药是指止痛药物的选取应根据疼痛程度由轻到重按顺序选择不同强度的止痛药。轻度疼痛首选三阶梯的第一阶梯非阿片止痛药物(以阿司匹林为代表);如果达不到止痛效果或疼痛继续加剧为中度疼痛,则选用非阿片类药物加上弱阿片类药物;若仍不能控制疼痛或疼痛加剧为重度疼痛,则选用强阿片类药(以吗啡为代表),并可同时加用非阿片类药物,后者既能增加阿片类药物的止痛效果,又可减少阿片类药物的用量。但目前已经有前瞻性临床研究表明,对于疼痛评分为4至6的中度癌痛,弱化二阶梯用药,直接采用强阿片类药物可以比曲马多等更好地控制疼痛。

 问题8:常用的三阶梯止痛药物有哪些?

(1)第一阶梯轻度疼痛给予非阿片类(非甾体类)加减辅助止痛药。但要注意非甾体类止痛药存在最大有效剂量(天花板效应)的问题。常用药物包括扑热息痛(对乙酰氨基酚)、吲哚美辛、阿司匹林、双氯芬酸盐、加合百服宁、布洛芬、芬必得(布洛芬缓释胶囊)、消炎痛、意施丁(吲哚美辛控释片)等。

当药物达到一定剂量后,其镇痛效果不会随剂量的增加而增强,如同顶到天花板,不能再上升了,而药物的不良反应却增加,这种现象被称为天花板效应。

(2)第二阶梯中度疼痛给予弱阿片类加减非甾体类抗炎药和辅助止痛药,弱阿片类药物也存在天花板效应。常用药物有强痛定(布桂嗪)、曲马多、奇曼丁(曲马多缓释片)、双克因(可待因控释片)等。

(3)第三阶梯重度疼痛给予阿片类加减非甾体类抗炎药和辅助止痛药。强阿片类药物无天花板效应,可"无极量化"。此阶梯常用药物有吗啡片、奥施康定、美菲康(吗啡缓释片)、美施康定(吗啡控释片,可直肠给药)等。

所谓无极量是指根据患者疼痛情况,按照剂量滴定原则给予足剂量的药物,以达到最佳镇痛效果和镇痛时间。第三阶梯止痛药随药量的增加止痛效果增强,而不良反应无增加,无剂量极限性。

个体化最佳剂量:对个体患者而言,最佳剂量是指镇痛作用和可耐受不良反应相对平衡。

问题9:癌痛患者用药有哪些注意事项?

(1)首先要诊断明确,以免因镇痛而掩盖病情,造成误诊,如急腹症。

(2)其次要明确疼痛的病因、性质、部位以及对镇痛药的反应,选择有效的镇痛药或者联合用药,以达到令患者满意的治疗效果。

(3)另外,在治疗的同时还应密切观察患者用药后的情况,评估其药效,使用药量更加个体化。对药物的不良反应要积极处理,以免患者因不适而拒绝用药。

(4)患者及家属须了解相关知识,按医嘱给药,按规律给药,不宜自行调整药物剂量。在用药期间如有任何不良反应,应随时与医务人员沟通,以便医生及时调整用药。

(5)疼痛管理需要医务人员、患者、家属多方配合完成,医务人员应向患者及其家属提供必要的疼痛管理知识,以提高患者和家属的疼痛管理能力。

问题10:使用止痛药物会发生哪些不良反应?

1. 阿片类镇痛药物的不良反应

(1)便秘:这是最常见的不良反应,在使用止痛药物期间持续存在,在癌痛患者中发生率高达90%~100%,但临床采取通便的治疗方法即可奏效。

① 如何预防便秘?

注重饮食运动的调节,增加饮水量,多食用富含纤维素的食物,增强胃肠蠕动,注重规律的排便习惯的养成,非药物疗法临床效果不甚显著,临床建议对应用阿片类镇痛药的患者积极给予缓泻剂进行预防,如中成药麻仁润肠丸等。

② 若已发生便秘,如何处理?

若3天未解大便,则必须采用取积极的治疗措施,可采用通便剂,常用的有比沙可啶、乳果糖等;必要时可采用灌肠措施。

(2)恶心、呕吐:此类症状一般发生于应用阿片类药物的初期,临床观察可见其症状在7天内多有缓解。

(3)尿潴留:吗啡类药物的应用可增加平滑肌的张力,引起膀胱痉挛,从而导致尿潴留的发生。可采用诱导排尿法处理,无效时采用导尿法对症治疗。

(4)药物过量及中毒:阿片类药物过量和中毒易引发针尖样瞳孔、呼吸抑制、嗜睡甚至昏迷、皮肤湿冷、骨骼肌松弛、心动过缓和低血压等临床表现。

(5)皮肤瘙痒:口服吗啡的恶性肿瘤患者皮肤瘙痒发生率为2%~10%。可以使用抗组胺制剂,如苯海拉明等的止氧效果尚可,其他如地塞米松等皮质类固醇对缓解皮肤瘙痒也有一定效果。

2. 非甾体类抗炎药物以及对乙酰氨基酚的不良反应和处理方法

临床研究表明,长期大量服用此类药物可令患者发生消化道溃疡、血小板功能障碍、肾毒性等。临床上的老年人以及既往有消化道溃疡病史者,乙醇过量、长期大剂量用此类药物者,重要器官功能不全的患者,均属于此类药物使用后发生消化道溃疡的高危人群,故临床用药时应特别注意,可采用抗酸剂、H_2受体拮抗剂、奥美拉唑、米索前列醇等选择性联合用药。

问题11:疼痛患者使用止痛药物的误区有哪些?

误区1 疼痛能忍就忍

"忍痛是坚强的表现",加上对吗啡、羟考酮、芬太尼等"毒品"相关副作用的担忧,不少患者有痛常常忍着。实际上,癌痛并不是肿瘤晚期的必然标志，而长期存在或严重的癌痛会影响患者的生活质量及免疫力，甚至会造成焦虑、抑郁、厌世的情绪等。所以，对于癌痛应该"止"，千万不能"忍"。

有些患者或家属认为随着疾病的进展，疼痛会逐渐加重，若一开始就使用强效止痛药，到了末期就没有其他止痛药可用了。实际上，及时使用止痛药物更安全有效，且所需的止痛药强度和剂量也最低；而且无痛是人的基本权利，出现癌痛应尽早就医。

误区2 扶他林、西乐葆等消炎止痛药物更安全

研究已经证实，长期使用如阿司匹林、扶他林、西乐葆等非甾体类抗炎药对心脏、消化道、肾功能的危害大，有消化道溃疡以及心脏病的患者应该谨慎使用。而且这一类药物都存在"天花板效应"，即用药存在最大限制剂量，超过这个剂量，止痛效果并不会增强，不良反应却会增加。根据"三阶梯止痛原则"，按照患者的疼痛评分来选择用药是比较科学的做法，比如若评分为中重度癌痛，则首选吗啡、羟考酮等阿片类止痛药。

误区3 阿片类药物易上瘾，不能轻易使用

阿片类药物主要包括吗啡、羟考酮、芬太尼等药物，是"三阶梯止痛原则"中的基本用药。很多病人和家属由于担心吃阿片类药物会上瘾而心生恐惧。这是非常错误的观念。癌痛患者规范使用阿片类药物，其目的是消除癌痛，发生成瘾是比较罕见的，目前研究报道其发生率低于万分之四。此外，阿片类药物没有极量或者封顶的限制，只要规范化应用，遵照医嘱逐渐增加剂量，就是安全的。所以对于中重度的癌症疼痛病人，阿片类止痛药具有无可取代的作用。

误区4 疼了才吃，不疼就不吃

经医护人员苦口婆心解释后，患者好不容易才接受阿片类止痛药，但很多患者往往是"疼了才吃，不疼就不吃"。其实这是一个为什么必须"按时给药"，而不是"按需给药"的问题。在世界卫生组织三阶梯止痛的基本原则中，"按时"用药是个很重要的概念。

"按时给药"即对于慢性癌痛患者,无论患者是否疼痛,均按规定的时间间隔给药,如盐酸羟考酮缓释片每隔12小时服用,芬太尼贴每隔72小时更换。因为镇痛药的疗效取决于血药浓度的水平,"按时给药"可以保证血液中药物浓度维持在一定的水平之上,从而达到疼痛的连续缓解。在治疗过程中如果患者疼痛未能缓解甚至反而加剧,应增加单次给药剂量,而不应增加给药次数。癌痛患者及时、按时用止痛药更安全有效,可达到持续有效地缓解疼痛的效果,需药强度和剂量也最低。

误区5 吗啡等阿片类药物一旦使用,就得终身使用

临床实践证明,只要癌痛的病因得到控制,患者就可以逐渐减药至最终停止使用吗啡等阿片类止痛药物,而且当吗啡日用量为30~60毫克时,突然停药一般不会发生不适症状。但是对于长期大剂量用药的患者,应采取逐渐减量的方法停药,否则可能出现流泪、流涕、嗜睡、头晕等戒断症状。

误区6 一旦出现不良反应,就要停药或换药

阿片类药物最常见的不良反应为便秘、恶心、呕吐,其次比较少见的还有过度镇静、呼吸抑制和尿潴留等。而这其中除了便秘外,大多数是暂时性的,也是可以耐受的。例如,恶心、呕吐一般仅出现在用药的最初几天,数日后症状多自行消失。因此,一旦出现不良反应就立即停药或换药的做法是不可取的。正确的做法是,积极预防这些不良反应,如调整饮食结构或使用通便药物积极预防便秘,服用止吐药物预防呕吐等,从而避免不良反应的出现或减轻不良反应的程度。

误区7 用杜冷丁(哌替啶)止癌痛

在临床上,杜冷丁(哌替啶)只可用于短时的急性疼痛,对于需要长期连续应用止痛药剂的慢性疼痛或癌症疼痛则不适宜于应用。《麻醉药品临床应用指导原则》明确强调,癌症患者慢性疼痛不提倡使用杜冷丁。因为杜冷丁(哌替啶)的止痛作用仅为吗啡的

1/8,有效作用时间非常短(2.5~3.5小时),而且杜冷丁(哌替啶)体内半衰期长达13~18小时,其代谢产物去甲哌替啶止痛作用很弱,毒性却增强了1倍,其在人体内长期积蓄后,患者可能出现震颤、惊厥、精神错乱等中枢神经系统中毒症状。

问题12:什么是阿片类药物?它有哪几类?

阿片类药物(opioid)是一类具有吗啡作用的化学物质,可以抑制痛觉在中枢神经系统内的传导,从而起到镇痛作用。在当今癌痛的治疗中,阿片类药物无疑是主力军。

阿片类药物可分为弱阿片类药物和强阿片类药物。

(1)弱阿片类药物有曲马多、双氢可待因、丁丙诺啡、美沙酮等。

(2)强阿片类药物有吗啡注射液、盐酸吗啡片、硫酸吗啡缓释片(美施康定)、羟考酮缓释片(奥施康定)、芬太尼透皮贴剂(多瑞吉)、盐酸吗啡缓释片(美菲康)、哌替啶等。

问题13:如何正确使用阿片类药物?

临床中最常见的止痛药应用方式有口服、透皮贴剂、针剂、舌下、直肠给药等。不同给药方法的具体适应证大致如下:

(1)口服给药:慢性疼痛患者首选,能口服的尽量口服,仅在严重恶心、呕吐、不能吞咽等情况下考虑其他给药途径。

(2)经皮给药:用于不能口服的患者,或对其他药物耐受者。

(3)肌注:用于急性发作患者。

(4)静脉给药:用于其他给药方式不佳或副作用大的患者。

世界卫生组织将杜冷丁(哌替啶)列为癌痛治疗不推荐使用的药物,因为其止痛作用弱,作用持续时间短,长期反复使用会产生神经毒性,容易成瘾,因此不宜用于癌性疼痛等慢性疼痛。

问题14:如何预防癌痛用药导致的镇痛效果波动?

预防癌痛用药导致镇痛效果波动的方法主要有:

(1)全面、动态自我评估疼痛。患者应解除疑虑和担忧,学会正确应用疼痛评估工具,向医务人员如实表达疼痛、报告疼痛,保证疼痛治疗的有效性。

(2)选用药物治疗疼痛时,多种药物的联合应用、多种给药途径的交替使用有助于取长补短,提高疗效。但在药物选择上应予以重视,避免盲目联合用药,力争用最少的药物、最小的剂量来达到令患者满意的镇痛效果。

(3)按时给药,即按照规定的间隔时间给药,如每隔 12 小时一次,无论给药当时是否发生疼痛,而不是按需给药,这样可保证疼痛连续缓解。

(4)要重视对不良反应的处理,镇痛药物与控制不良反应的药物应合理配伍。

问题 15:哪些因素会导致癌痛不能得到及时有效的消除?

以下因素会导致癌痛不能及时有效地得到消除:

(1)医生不关注癌痛,用药不足,造成癌痛未及时有效消除。医务人员对癌性疼痛严重程度估计不足,患者不如实报告疼痛。有调查显示,只有 12.7% 的患者会主动报告疼痛。疼痛是个人的主观感觉,患者必须主动向主治医师护士陈述自己的疼痛。

(2)患者认为晚期癌症本身就有疼痛,疼痛是不可避免的。实际上,90% 以上的癌痛可以通过规范的药物治疗得到有效的控制,患者可以无痛苦地度过余生。

(3)担心医生将治疗重点放在止痛上而忽略了对癌症本身的治疗。疼痛长期得不到有效的缓解,会影响患者的睡眠、食欲,降低其抵抗力,从而使肿瘤有进一步发展的机会。

(4)由于各种原因导致药物使用剂量不足,镇痛效果不充分。根据世界卫生组织"三阶梯止痛原则",阿片类药物治疗癌痛剂量没有封顶,只要规范操作,可以持续增加剂量至患者无痛。

(5)担心药物的不良反应。不良反应是可以积极预防、有效处理的,不影响对疼痛的控制与疾病治疗。

(6)害怕成瘾,将临床应用麻醉药品等同于吸毒。大量国内外临床实践表明,癌症患者使用阿片类药止痛,成瘾者极其罕见。

案例与思考

这止痛药我能不吃吗?

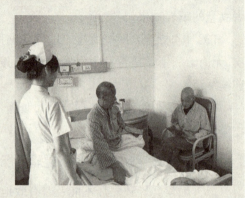

患者梁先生,肺癌,51岁,因上腹部胀痛,予盐酸羟考酮缓释片10毫克每12小时一次口服止痛,服药后出现呕吐、恶心不适等症状。患者情绪低落,常常问床位护士小邵:"这止痛药吃了之后是不是不能停?而且量会越吃越大,我现在吃了药总是恶心想吐,要是量再大上去,我的反应会不会更加严重啊?止痛药我能不吃吗?痛的话我就忍忍。"

小邵见多次宣教效果不明显,就找来同样服用盐酸羟考酮的病友赵先生。赵先生告诉梁先生,他刚服的时候症状和梁先生一样,但过了几天就缓解了。出院后赵先生对服用止痛药物也存在种种顾虑,因而没有按时服药,经常是痛得忍不住、满头大汗了才吃,服药效果却不如之前好,而且感到疼痛程度有所加重,在遵医嘱增加止痛药量后才得以控制。赵先生意识到自己误解止痛药了,在规律服药一段时间后,疼痛控制效果很不错,生活质量明显有了提高,现在药量也在往下减了。

小邵也对梁先生补充宣讲道:"现在所使用的止痛药物相对来说比较安全,不良反应较少,最常见的是便秘,其他症状在服用一段时间后会有所缓解。对便秘我们可以通过增加粗纤维(如芹菜、红薯等)的摄入来进行预防,也可以适当增加运动和做腹部按摩,以加快肠道蠕动,减少便秘的发生,还可以使用缓泻剂来缓解便秘症状。"

在小邵和赵先生的帮助下,梁先生的思想有所转变。出院后随访结果显示,梁先生能规律服药,疼痛控制良好,恶心、呕吐症状已缓解,幸运的是,他并未出现便秘情况。

知识链接(一):什么是 NRS 评分?

NRS 评分即疼痛数字评分法,也就是用数字 0~10 代替文字来表示患者疼痛的程度。0 分为无痛,1~3 分为轻度疼痛,4~6 分为中度疼痛,7~9 分为重度疼痛,10 分为剧痛。让患者圈出一个最能代表自身疼痛程度的数字,是一种简单有效和最为常用的评价方法,也便于患者理解和表达。在评价疼痛治疗效果时,患者在家中也能够详细记录每日的动态变化,这样做有利于对比治疗前后疼痛强度的变化,为治疗提供参考依据。

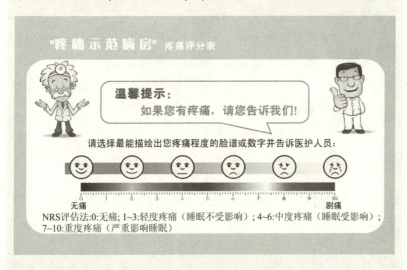

"疼痛示范病房"疼痛评分表

温馨提示:
如果您有疼痛,请您告诉我们!

请选择最能描绘出您疼痛程度的脸谱或数字并告诉医护人员:

无痛　　　　　　　　　　　　　　　　剧痛

NRS评估法:0:无痛;1~3:轻度疼痛(睡眠不受影响);4~6:中度疼痛(睡眠受影响);7~10:重度疼痛(严重影响睡眠)

知识链接(二):癌痛的介入治疗

当您的疼痛属于以下情况时——疼痛区域符合特定神经干或神经丛分布,预计能通过神经阻断的方式有效镇痛;难治性癌痛,常规镇痛药物治疗途径无法获得令人满意的止痛效果(不影响您的睡眠和饮食等日常生活活动),或无法耐受药物的不良反应,可以采取介入疗法来缓解您的疼痛。

常用的介入治疗方法主要有以下几种:

(1) 外周神经阻滞、松解或毁损。

(2) 中轴神经镇痛。

(3) 硬膜外泵注:用于短期疼痛控制(如术后急性痛),应避免长期使用,因为长期使用容易引发感染。

(4) 鞘内(蛛网膜下腔)泵注:将输注泵埋入体内可有效减少感染发生概率,可用于预期生存期>6个月的癌痛患者。但在输注泵植入前应进行硬膜外或鞘内单次或短期试验性镇痛,只有对能有效缓解疼痛者方可考虑泵的植入。

(5) 经皮椎体成形术:可用于有椎体肿瘤侵犯和压缩性骨折引发疼痛者。其中需要接受鞘内镇痛治疗的指征有:

① 疼痛的诊断已经确定,可以根据其症状分为神经痛、伤害性疼痛或混合型痛。

② 由于癌性或非癌性原因引起的慢性或渐进性疼痛。

③ 疼痛时间几乎可以持续一整天,不能缓解。

④ 患者经保守的药物治疗无效。

⑤ 患者对口服止痛药出现耐受或不能耐受其所引起的不良反应。

⑥ 纠正引起疼痛的病因时得不偿失。

⑦ 植入假体时存在手术禁忌证及鞘内空间不足(如细菌感染或抗凝治疗)。

口腔黏膜炎的护理

 问题1：什么是口腔黏膜炎？

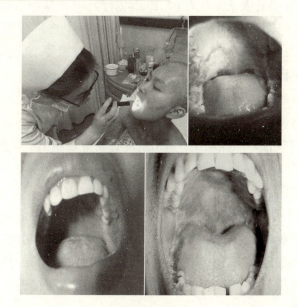

口腔黏膜炎

　　口腔黏膜炎是发生于口腔和咽部黏膜组织的急性炎症和溃疡。表现为黏膜充血水肿，继而出现溃疡、纤维化和伤口愈合困难。病人自感疼痛剧烈，不能进食，严重影响生活质量，甚至使治疗中断。口腔黏膜是由非角质鳞状上皮细胞组成的，这些上皮细胞每7~14天分化和更新一次，其下层为唾液腺和皮脂腺。恶性肿瘤病人接受放疗或化疗时，黏膜组织极易受到影响而发展成为口腔炎。

 问题2：引起口腔黏膜炎的原因有哪些？

　　（1）放射治疗：如头颈部放疗，射线在照射恶性肿瘤组织的同时,对正常组织也会造成不同程度的损伤,黏膜组织对射线的耐受性差,当放疗至 20～30Gy 时,黏膜充血、水肿,随着照射剂量的增加,会形成溃疡,一些坏死物质沉积,口腔炎会形成白色的膜,同时伴有口咽部充血、糜烂、溃疡,由此形成口腔黏膜炎。一般见于软腭、颊黏膜等部位。

(2) 抗癌药物:抗癌药物直接造成黏膜损伤,加之口腔洁净度不够,特别是大剂量化疗时,由于化疗药物在抑制或杀灭恶性肿瘤细胞的同时会对更新较快的口腔黏膜上皮产生明显的毒性,故病人常常自第 3～5 天开始出现口腔黏膜萎缩、变薄、脆性增加等症状,继而发炎、疼痛、溃疡,形成口腔黏膜炎。抗癌药物引起的口腔黏膜炎根据作用机制的不同可分为直接性和间接性口腔黏膜炎。

① 直接性口腔黏膜炎:系由抗癌药物直接作用于口腔黏膜细胞所致,对口腔黏膜细胞有直接抑制作用的抗癌药物以甲氨蝶呤和氟尿嘧啶最为常见。

② 间接性口腔黏膜炎:抗癌药物抑制骨髓的造血功能继发口腔黏膜炎。任何抗癌药物都会抑制骨髓造血功能,导致血小板和白细胞下降,中性粒细胞减少,破损的黏膜会成为微生物可能的侵入口,引起局部炎症反应,这就是间接性口腔黏膜炎的成因。

(3) 同步放化疗:放疗在一定程度上降低了病人的全身免疫功能,使机体抵抗力下降,合并化疗时,化疗药物对增生活跃的黏膜细胞有直接杀伤作用,从而使造血系统及机体免疫系统进一步受到抑制。

(4) 病人自身免疫力下降:恶心、畏食会使恶性肿瘤病人饮水、进食减少,恶病质使机体免疫功能低下,继发口腔黏膜炎。

(5) 使用抗生素:病人感染后使用抗生素,导致口腔菌群失调。

(6) 吸烟:烟草中的有害物质刺激口腔黏膜,且吸烟时会产生高温,从而诱发口腔黏膜炎。国外有研究表明,吸烟人群比非吸烟人群唾液中的表皮生长因子水平低。表皮生长因子能够促进口腔溃疡的愈合,口腔中的表皮因子减少意味着口腔黏膜损伤愈合越来越慢,这类人群更容易发生口腔黏膜炎。

(7)精神因素:家庭角色、经济负担、社会环境、治疗时间、治疗效果、治疗不良反应等都可使恶性肿瘤病人精神紧张、失眠及食欲下降,从而使机体抵抗力下降,诱发口腔黏膜炎。

  问题3:如何预防口腔黏膜炎?

可以从以下方面来预防口腔黏膜炎:

(1)密切观察和评估口腔黏膜情况:每天检查和评估病人口腔卫生情况、饮水量、机体状况。治疗前如有易引起口腔黏膜炎的问题,如龋齿、牙周疾病等,应先治疗口腔疾病,待伤口愈合10～14天后方可行放疗。医护人员要向病人及家属讲解口腔黏膜炎的预防和观察方法以及营养支持的重要性,帮助其促进口腔炎愈合,消除病人的焦虑情绪,鼓励他们坚持治疗。

(2)保持口腔卫生:随身携带饮用水,每日饮水2000毫升以上。养成良好的卫生习惯,早晚刷牙,使用软毛牙刷和含氟牙膏,餐前餐后及睡前漱口。

(3)饮食护理:鼓励病人进食营养丰富的食物,如高蛋白、高热量及富含维生素B、C的食物,无刺激的温凉软食,如肉、鱼、鸡蛋、牛奶、蔬菜及水果汁,以维持良好的营养状况;避免过热、过冷、辛辣、粗糙等刺激性食物,少量多餐,禁烟酒。

(4)口腔低温:建议用冰水含漱,这样做可使局部血管收缩,降低局部药物浓度减弱或黏膜组织对放射作用的反应,从而保护或减轻放疗或化疗对口腔黏膜的损伤。

(5)功能锻炼:指导病人学会用运舌法进行功能锻炼。具体做法是:以舌头在口内来回运动,上下左右各15～20次,以清洁口腔。鼓励患者坚持做张口及扣齿活动,这类活动可使口腔黏膜皱褶处充分进行气体交换,从而破坏厌氧生长环境,防止继发感染。

问题4：如何处理口腔黏膜炎？

（1）含漱液：维生素B_{12}、康复新含服，牙龈炎冲洗器、粒细胞集落刺激因子漱口液含漱，3~4次/天，并根据口腔pH范围选择适宜的漱口液。

（2）雾化吸入：0.9%生理盐水2毫克+地塞米松5毫克+糜蛋白酶100单位+庆大霉素8万单位雾化吸入，氧流量6~8升/分，每天1~2次，每次15~20分钟，指导病人慢慢吸入雾气，吸气时稍屏气片刻，呼气时闭口。

（3）冲洗和（或）擦洗：氯化钠注射液250~300毫升冲洗口腔，再予海绵棒擦洗，可去除口腔内坏死物，促进口腔炎愈合。

（4）止痛：疼痛严重者于进食前15分钟予生理盐水500毫升+2%利多卡因40毫升取适量缓慢吞服，每次约20毫升；或餐前用口腔溃疡糊涂抹。口腔疼痛严重者可予芬太尼透皮贴止痛。

（5）抗感染：口腔溃疡极易继发感染，多为混合性，应选择广谱抗生素治疗，尽可能根据病原学检查和药敏试验结果进行治疗。真菌感染应用制霉菌素。

（6）营养干预：根据医嘱予肠外营养支持治疗。

（7）心理支持：向病人讲解口腔炎发生的原因和有效预防措施，告知对方口腔反应只是暂时的，使病人能够正确对待放疗及化疗，熟练掌握口腔清洁和口腔功能锻炼的方法，提高治疗效果，树立战胜疾病的信心。

 案例与思考

沈女士的口腔情况明显好多了

沈女士，57岁，鼻咽癌，门诊已行25次放疗，本次因口腔炎进食困难而入院。护士小季给沈女士做完口腔冲洗后告诉她："沈阿姨，您的口腔情况比入院时明显好多了，分泌物和溃痛减少了,咽喉部发红发肿也好多了。"沈女士激动地说:"季护士啊,多亏你每天来给我清洗口腔,还抹药,鼓励我进食,虽然现在我吃什么东西都一个味儿,但吃东西明显没前几天那么痛了,晚上也能睡6个小时了,整个人也有劲了,而且,之前功能锻炼也做不了,现在,你看我的嘴能张这么大了。"站在一旁的沈女士女儿手里捧着刚从家里带来的八宝粥和鸽子汤说:"我妈说今天想吃八宝粥和鸽子汤,听到老妈说有自己想吃的东西,我比什么都高兴啊!"沈女士的女儿边说边乐呵呵地把碗筷递给了沈女士。看着沈女士吃得香喷喷的样子,小季欣慰地离开了病房。患者的坚强与快乐,是医护人员工作最大的收获。

知识链接:口腔黏膜炎每日自评问卷

接受放疗或化疗后出现口腔黏膜炎的患者可以采用"口腔黏膜炎每日自评问卷"来判断自己口腔黏膜炎的严重程度,当每日的评分在逐渐变小时,说明口腔黏膜炎的程度在逐渐变轻。

口腔黏膜炎每日自评问卷(Oral Mucositis Daily Questionnaire,OMDQ)

条目	数值评分等级					得分
	0	1	2	3	4	
1.感觉自己整体健康状况	很好	较好	一般	不太好	很不好	
2.口腔疼痛程度	无疼痛	一般疼痛	轻微疼痛	很疼	剧烈疼痛	
3.口腔疼痛影响进食程度	没有影响	轻微受限	中度受限	严重受限	完全受限	
4.口腔疼痛影响说话程度	没有影响	轻微受限	中度受限	严重受限	完全受限	

续表

条目	数值评分等级					得分
	0	1	2	3	4	
5. 口腔疼痛影响睡眠程度	没有影响	轻微受限	中度受限	严重受限	完全受限	
6. 口腔的清洁舒适情况	很好	较好	一般	不太好	很不好	
7. 由于口腔疼痛而使用药物的频率	从不	很少	有时	经常	一直	
8. 口腔黏膜情况	没有异常	红斑	疼痛	出血	溃疡	
9. 进食的类型	可进干食	软饭	带汤的食物	汤类	不能进食	

恶心呕吐的护理

 问题1：恶心呕吐的分类有哪些？

（1）急性恶心呕吐：通常在治疗后5~6小时达到高峰，这类恶心呕吐的程度往往最为严重。

（2）迟发型恶心呕吐：指在给予化疗药物24小时后出现的恶心呕吐。其中40%~50%发生于化疗后24~48小时，有时可持续5~7天，其严重程度多较急性恶心呕吐轻，但往往持续时间较长，对患者营养状况及生活质量影响较大。

（3）预期性恶心呕吐：系由条件反射所致，常见于既往化疗恶心呕吐控制不良的患者。其特点是恶心呕吐发生于化疗前，患者看到或听到该化疗药物名称或嗅到该药气味即可诱发恶心呕吐。

(4) 暴发性呕吐：指即使进行了预防处理但仍出现的呕吐，需要进行"解救性治疗"。（注：解救性治疗是指针对预处理后仍发生呕吐反应的情况，重新评估药物催吐风险、疾病状态、并发症和治疗，并针对催吐风险确定给予患者的最佳治疗方案，其基本原则是酌情给予不同类型的止吐药。）

(5) 难治性呕吐：指在以往的化疗周期中使用预防性和（或）解救性止吐治疗失败，而在接下来的化疗周期中仍然出现的呕吐。

问题2：进食是否会加重化疗药物引起的恶心呕吐症状？

进食不会加重化疗药物引起的恶心呕吐症状，不进食反而会加重胃肠道的不良反应。在化疗过程中，患者虽然使用不断更新的止吐药，但还是会出现不同程度的恶心、呕吐反应，这样不仅会使患者进食减少，体重减轻，机体抵抗力下降，还会增加患者再次化疗的恐惧感，形成心理上的不良刺激，从而影响治疗的顺利进行。据有关文献报道，饮食对肿瘤治疗非常重要，对癌症化疗患者进行精心细致的饮食护理有助于其减轻恶心、呕吐的症状，改善体重减轻和营养不良的情况，提高患者的治疗耐受性。

问题3：恶心呕吐的危害有哪些？

恶心呕吐的危害主要有：
(1) 胃酸随呕吐物返流，损伤食管黏膜，引起疼痛和灼烧感。
(2) 严重呕吐会导致贲门撕裂、上消化道出血。
(3) 食欲缺乏，造成营养不良、水电解质紊乱。
(4) 易引发患者不良情绪，降低依从性，甚至不能配合治疗。

问题4：化疗引起恶心、呕吐的影响因素有哪些？

化疗引起恶心、呕吐的快慢以及持续的时间和强度与药物本身致吐的强度、使用的剂量、用药时间的长短和致吐的作用机制有关，同时亦与患者的性别、年龄、肝、肾功能、饮酒史和既往接受化疗史有关。例如，顺铂属强致吐剂，剂量愈大，恶心、呕吐的发生率愈高且愈严重,一般年龄小于30岁的患者或女性患者或过去使用过化疗药物的患者易发生恶心、呕吐。男性应用止吐药的效果优于女性。对晕动敏感的患者,恶心、呕吐发生率增高;反之,常饮酒者的反应就轻些,并且应用止吐药的效果亦较好。

问题5:恶心呕吐的治疗原则有哪些?

目前针对恶心呕吐的治疗方法主要是药物治疗。恶心呕吐是多种途径诱发的,有效的止吐治疗需要应用多种不同作用机制的药物,治疗原则为阻断各种呕吐中枢传导的路径。临床实践证明,联合应用几种有效止吐药能有效地控制呕吐的发生。联合用药的原则为:联合应用的药物应有不同的作用机制,毒性无重叠;单一用药时已证明有效,并已确定剂量、最好的用药途径和最佳用药方案,联合用药中加入的药物应能有效减少治疗方案的副作用或降低化疗的其他毒性。

问题6:常见止吐药的不良反应有哪些?

下面对几种常见止吐药的不良反应作些介绍。

(1)甲氧氯普胺(胃复安):不良反应主要有头晕、嗜睡、无力、便秘及腹泻等。长期或大量应用可引起锥体外系反应,表现与酚噻嗪类相似,一旦发生,应停药或用地西泮、苯海索等药治疗。本药不宜与酚噻嗪类或拟交感药合用。注射给药可能会引起体位性低血压。

(2)多潘立酮(吗丁啉):很少出现嗜睡和锥体外系反应。因其可抑制延髓催吐化学感受区中D_2受体而促使垂体前叶释放催乳素,故会导致月经不调及溢乳。大剂量静脉注射可导致心律失常,故注射剂已被废弃,口服给药则无此危险性。

(3)帕洛司琼(止若):不良反应较少,可有头晕、头痛、镇静及头部与上腹部发热感、便秘反应,偶见短暂的谷丙转氨酶活性升高、口干等反应,未见锥体外系反应。

(4)格拉司琼:常见的反应有便秘、眩晕、头痛及乏力等。多数为轻到中度,无中枢神经系统和锥体外系不良反应。

问题7:恶心呕吐的护理要点有哪些?

(1)评估呕吐的原因:分析恶心呕吐是药物性的(如化疗药、吗啡类药物等)还是放疗或消化道闭塞或心因性原因导致的。

(2)药物止吐:配合医生,合理给予药物止吐。

(3)环境准备:尽量为患者创造一个安静、舒适、清洁、温馨的治疗环境,保持室内空气新鲜,通风良好,室温保持在20℃~25℃,尽量避免各种不良刺激,如污物、药物、异味等。有的患者看见红色的多柔比星药液也会产生恶心反应,应以避光袋包裹药瓶,以防患者产生不良的条件反射。

(4)饮食护理:多数化疗药对胃有刺激性,一般在餐后0.5~1小时用药,大部分患者在使用化疗药后2小时出现消化道反应。在合理应用止吐药的同时,应指导患者多饮水,以减轻化疗药物对消化道黏膜的刺激。化疗对机体损伤较大,机体得不到所需的能量,本来就能源不足的机体会加速恶液质。另外,呕吐也会使电解质、水分和营养丢失。因此,每天应评估病人进食和消耗的情况,了解病人能否有足够的摄入来补充消耗。食物应尽量清淡、少量多餐,避免油腻及辛辣的食物。鼓励进食高能量、高蛋白、富含维生素及易于消化的食物,尽量摄取水分,如汤、果汁、开水、糖水或盐水,以避免脱水,从而保持水电解质及酸碱平衡,因为呕吐时胃的消化能力会降低。

(5)确保舒适:当患者呕吐时应告知其将头偏向一侧,以防止误吸。呕吐后协助用温水漱口,及时清理呕吐物。

(6)松弛疗法:听音乐、深呼吸、按摩、温水足浴都有利于患者放松,还可加用小剂量地西泮以促使患者改善情绪。

(7)家庭社会的支持:争取家庭与亲友帮助、支持、关爱患者,促使患者尽量改善抑郁、焦虑的负性情绪。

癌性发热的护理

 问题1：什么是癌性发热？

癌性发热是中晚期恶性肿瘤常见的并发症之一，通常是指癌症患者出现的直接与恶性肿瘤有关的非感染性发热。

 问题2：癌性发热的原因是什么？

（1）肿瘤本身发展可导致发热：当癌症处于进展期时，由于癌细胞生长过快，血液供应不能满足其需要，这时会有大量处于中心的癌细胞坏死液化，坏死液化的细胞能释放出致热物质，从而使患者的体温升高。同时，在癌细胞的刺激下，机体发生白细胞向肿瘤组织浸润等免疫反应，白细胞释放出的致热原也能引起癌性发热，特别是在病情发展扩散时更易发生。另外，放疗、化疗导致肿瘤细胞被大量破坏也能引起机体发热。

（2）合并感染：大多数肿瘤患者的免疫力会因肿瘤本身或所接受的治疗而降低，尤其是化疗后白细胞偏低的患者，此类患者常因合并交叉感染而发烧。由于患者身体虚弱，有些存在于正常人体内不致病的微生物，如大肠埃希菌、口腔中的细菌等在癌症患者体内也会引起感染。晚期肺癌患者由于合并支气管阻塞，痰液排出不畅，合并感染的概率更高。

（3）其他原因如某些抗癌药物有发热的不良反应，癌症患者长期营养不良、过度消耗，致使体温调节中枢失去平衡等，都会引起癌性发热。

（4）中医理论认为癌性发热属于"内伤发热"范畴，多由于恶性肿瘤引起脏腑虚损或阴阳失调、痰瘀湿毒、蕴久化热所致；或者化疗后火热毒邪积聚，耗气伤阴，故以阴证为多，属本虚标实之症。

问题3：癌性发热时有什么样的表现？

（1）低热持续时间长。癌性发热可达数周以上，多见于午后或夜间发热，发热"较少"会畏冷发抖，多数反而会觉得烦热。发热体温一般在 37.5℃～38.5℃ 之间，伴有感染时可出现连续高热，感染消除后仍会持续低热。

（2）癌性发热使用抗生素无效，但应用化疗药物治疗后，可使发热（尤其是高热）减退。

（3）发热可为首发症状，其后才出现肿瘤增大、压迫等其他系列症状。因此，如果持续一段时间不退烧，应及时到医院就诊。

 问题4：癌性发热应如何处理？

1. 抗感染退热

如果是恶性肿瘤合并感染发热，发热往往是感染最早出现的症状。要遵医嘱及时应用最有效的抗生素予以针对性治疗。正在接受放化疗的患者，应定期检查血常规。当白细胞总数或中性粒细胞较低时，应停止放化疗，以防止继发感染。确定是癌性发热后，可多饮水，并在医生指导下按时对症处理。

2. 发热的对症处理

（1）物理降温：可用温水擦身或将冰块、冰袋置于前额或腋窝处。

禁忌在以下部位放置冰块：枕后、耳郭、阴囊、心前区、腹部、足底。

（2）药物退热：可使用消炎痛（吲哚美辛）栓肛塞退热，长期午后低热者可酌情使用消炎镇痛类药物缓释剂等。

3. 发热后的注意事项

若发热后出汗湿衣，应注意及时更换衣服，以防止吹风感冒，加重病情。发热后如口干舌燥，宜适当多食西瓜、生梨、甜橙等水果，补充体液水分；也可用鲜梨、鲜荸荠、鲜芦根、鲜麦冬、鲜藕榨汁后饮用，中医名为五汁饮，它具有生津润燥的作用。长期发热会导致乏力、脾虚气滞,可用生山药、生米仁、大枣、粳米煮粥食用,有健脾益气和胃之效。

 问题5：发热时喝点热水,在被子里捂一下,这种做法对吗？

发热后该不该捂汗？不少老年朋友对付发烧喜欢用老办法,即多喝些热东西再盖上厚被子捂捂汗,这样睡一觉,发烧往往会痊愈。其实,这种做法是不可取的。看起来捂了一身汗起来后烧确实退了,其实出汗是退热的结果,并不是退热的原因。在体温未升高至调定点之前,再怎么捂都捂不出汗的。那一身汗是退烧阶段身体自发散热的结果,并不是捂出来的。

那发热时怎么做才是对的呢？正确的做法是：多喝水；温水擦浴；体温超过39℃时,可以在医生的指导下使用退烧药；及时就诊。

对于那些经过常规处理热度依然经久不退或者高热的患者（体温达39.5℃~41℃）,以及伴有惊厥、恶心、呕吐等症状者,应及时送医,查明原因,及时给予对症和对因治疗。

 案例与思考

发热时捂汗是不科学的

患者老陈,男性,50岁,肺癌骨转移,姑息止痛治疗中。近两天老陈反复午后发热,体温38℃左右,查血常规提示正常,表现为：午后低热,咳嗽不显,背痛,双下肢麻木不适,胃纳一般,稍乏力,二便正常,夜寐尚安。今日气温较高,中午护士小张发现老陈全身还闷着厚被子,经询问得知又发热了,老陈家属在给他捂汗退热,说睡一觉出身汗就好了。小张急了,因为再这样捂着可要出事了,她赶忙告诉老陈及其家属这样做是不科学的。经过小张的耐心解释,老陈家属接受了小张的意见,给老陈换了床薄被子。此时的老陈精神萎靡,满脸通红,测量体温为39℃,小张急忙给他喂了些温水,并汇报医生给予消炎痛(吲哚美辛)栓肛塞,医生也批评家属发热捂汗是不可取的。2小时后再给老陈复测体温,已降至37.4℃,全身大汗的老陈精神状态也明显好转。小张给老陈温水擦身并更换了衣裤,而且还嘱咐他一定要多喝些水,不然出汗太多会虚脱。

癌因性疲乏的护理

问题1:什么是癌因性疲乏?它与一般的疲劳、乏力有何不同?

癌因性疲乏是指由癌症或(和)其相关治疗引起的疲乏感,患者主要表现为身体虚弱、异常疲乏,不能完成原先能完成的活动,对周围的事物缺乏激情、情绪低落,注意力不集中,思维和反应迟钝,有活动时经常感到气促、心跳得很快,在活动中需要经常停下来休息,甚至根本无法进行某些活动,比如移动椅子等。

值得注意的是,在抗肿瘤治疗过程中疲乏程度的加重往往和治疗对机体造成的损伤有关,并不一定意味着疾病的加重。

与一般的疲乏不同,癌因性疲乏发展快、程度重、能耗大、持续时间长,通常不能通过休息和睡眠来缓解,而一般的疲乏只会引起有限的能量消耗,人们可以通过休息和睡眠来恢复体力;一般的疲乏并不会影响人们的日常生活和工作,而癌因性疲乏患者往往无法独自完成日常生活活动,如行走、简单的家务劳动等。

问题2:如何知道是否存在癌因性疲乏?

如果患者持续2周以上出现疲乏症状(如显著的疲劳、精力下降或每天休息的时间增多,而这些改变与其活动水平的改变不符),同时伴有下列10个表现中的5个或5个以上表现:

- 全身无力、四肢乏力。
- 注意力不集中。
- 不愿意参加日常活动。
- 失眠或嗜睡。
- 睡眠后仍感精神不济。
- 感觉需要努力才能改变缺乏运动的现状。
- 显著的情绪反应(如悲伤、挫折感、易怒)或感觉疲劳。
- 因感觉疲乏难以完成日常任务。
- 感觉自己的短期记忆有问题。
- 持续数小时之久的劳累后乏力。

这个时候患者极有可能存在癌因性疲乏,可以咨询医护人员,他们会帮助确诊。

问题3：癌因性疲乏如果不能很好地得到控制,会有哪些不良影响呢?

癌因性疲乏的持续存在会严重影响患者的日常生活,如无法进行正常的家务劳动(洗衣、买菜、做饭等),患者的就业状况也不得不做出改变,很多患者虽然疾病治愈了,但是由于存在癌因性疲乏,不得不更换工作,甚至停止工作,赋闲在家,部分患者因此感到受挫、悲伤,变得易怒。

由于癌因性疲乏会影响患者的日常生活功能,很多负责照护的家属需要在患者疲乏程度较重的时候请假在家陪伴患者,或者改接责任较轻的工作、减少每天的工作时间,甚至完全放弃工作,或者不得不请家政人员来一起照顾肿瘤患者,所以癌因性疲乏不仅会影响肿瘤患者的生活质量,还会对负责照护的家属以及患者的家庭经济等造成不良影响。

问题4：出现癌因性疲乏后,增加休息有助于缓解症状吗?

答案是否定的。

相信很多患者有这种体验:在出现癌因性疲乏后,早上醒来会觉得非常的疲劳,但是起来活动活动后反而又觉得全身变得轻松了。目前对于癌因性疲乏的管理,一般建议患者采取适度的运动来缓解疲乏。其中最常被推荐的运动形式为有氧运动,因为它副作用小、成本低、操作简便,主要包括步行、跑步、游泳、骑自行车、登山、跳健身操等。

需要提醒的是,运动疗法并不适用于所有患者,比如血小板降低存在出血风险的患者、转移性骨肿瘤患者等均不适宜采用运动疗法。癌因性疲乏患者的运动内容、运动量、每次运动的时间、频率应该由医护人员根据患者的心肺功能、身体状况来制定适宜的运动处方。而且在进行运动疗法时,最好有人陪同,感觉不适时,应立即停止运动,如不能缓解,应及时就医。

问题5:还有哪些方法可以缓解癌因性疲乏?

要很好地缓解癌因性疲乏,首先要了解其发生的原因,如白细胞减少、血红蛋白降低、血液中钠或钾浓度的变化均会导致或加重癌因性疲乏的程度,只有采用对症治疗的方法,才能有效缓解患者的疲乏。另外,如果患者除了疲乏之外,同时还伴有疼痛、睡眠质量差、不良情绪(如焦虑、抑郁等)等症状,由于这些症状会加重疲乏的程度,因此在进行疲乏管理时,还要重视对这些症状的管理,这样才能确保疲乏管理的效果。如果在此基础上患者的疲乏仍然不能得到很好的缓解,这时就要考虑患者是否存在心理方面的因素,可以咨询心理学方面的专家,对其进行心理-行为干预,以帮助其缓解疲乏。

除此之外,还可以采用中医中药的方法来缓解癌因性疲乏。中医认为,癌因性疲乏是由于积劳内伤、久病不复引起的阴阳失调,与脾肾关系密切,主张以虚劳论治,因此中医治疗癌因性疲乏时重视扶正补虚、补益脾胃、补肾生髓,恢复和增强其化生气血的功能,使患者的阴阳气血调和。目前可以采用的方法有服用中药(人参、生脉、参芪、复方阿胶浆、健脾消积汤、补中益气汤等)和艾灸、耳穴贴压、针灸等。但这些操作需要具有专业资质的人才能进行。

睡眠障碍的护理

 问题1：什么是睡眠障碍？

睡眠障碍主要是指睡眠质和(或)量的异常,或者在睡眠时出现某些其他症状,影响入睡或无法保持正常睡眠能力的各种障碍。30%~75%的肿瘤患者会经受嗜睡至失眠等不同程度睡眠障碍的困扰,主要表现为入睡困难、夜间易醒、早醒、睡眠时间缩短、嗜睡等。

 问题2：引起肿瘤患者睡眠障碍的原因有哪些？

引起肿瘤患者睡眠障碍的原因主要包括以下几个方面：

(1) 与肿瘤本身以及抗肿瘤治疗相关的症状,如疼痛、癌因性疲乏等。

(2) 心理社会方面的因素,如对肿瘤的怀疑及不确定,对疾病预后的担忧,紧张、焦虑、抑郁等负性情绪；对工作和家庭的牵挂等。

(3) 其他,如白天睡眠时间增加等。

 问题3：睡眠障碍有哪些危害？

严重的睡眠障碍会影响肿瘤患者的情绪、精神和体力恢复及疾病的康复,给肿瘤患者的身心带来严重困扰,降低患者的生存质量。

 问题4：如何有效缓解睡眠障碍？

1. 创造良好的睡眠环境

患者准备入睡前,应关好门窗、关掉灯光,保持卧室的安静,光线宜暗,床上用品(如床垫、枕头)也要满足患者的个人喜好。

2. 建立良好的睡眠习惯

（1）入睡前不要看易使人兴奋的影视节目、书籍等，避免服用含兴奋剂成分的饮料（如咖啡）或药物，可饮用热牛奶，用热水泡脚也有助于睡眠。

（2）只在感觉到有困意时才上床，如果上床20分钟后仍无法入睡，则应起床进行适当活动，待有困意后再上床。

（3）应避免长时间或临近傍晚的午休，只要睡醒了就立刻起床，每天待在床上的时间不要过长。

3. 遵医嘱使用镇静安眠药

此类药物具有一定的毒副作用，服用时应遵医嘱，不要随意加量；因疼痛影响睡眠的患者，可在睡前服用止痛药物。

案例与思考

今夜，她的梦是甜的

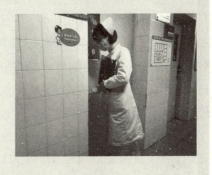

李老师因胃癌住院准备手术治疗，夜班护士发现她夜间总是拿着手机轻轻地叹息，一看到护士就假装睡觉。当班护士轻轻地走到李老师身边，低下头在她耳边柔声问道："李老师，您怎么不睡觉啊？我看您一直拿着手机，是在等什么重要的电话吗？"李老师一声长叹："谢谢关心，这么晚还打扰你。我儿子特别优秀，现在在美国工作，我已经好久没看到他了，本来想下个月和老头子一起去美国看看，没想到体检查出这个毛病，我没告诉儿子，怕他担心。可一到晚上，我就控制不住想儿子，过两天就要手术了，真希望儿子能陪在身边，但是他工作真的很忙，我不想增加他的负担……"后来护士和李老师的

> 先生进行了沟通,与远在美国的儿子取得了联系,终于孩子在母亲手术的前一天晚上来到了医院,儿子坐在床边,握着母亲的手,轻轻诉说着生活、工作的点点滴滴。在儿子的陪伴下,李老师渐渐进入了梦乡,对于疾病的恐惧、未知的明天,她渐渐放下了,今夜她的梦是甜的。巡视护士轻轻地关上了病房的门,不忍打扰这安静的夜。

腹泻便秘的护理

 问题1:什么是腹泻?

一般人正常每日排便1次,也有人每日排便2~3次或每2~3日排便1次,粪便的性状正常,每日排出粪便的平均重量为150~200克,含水量为60%~75%。腹泻是一种常见症状,是指排便次数明显超过平日习惯的频率,粪质稀薄,水分增加,每日排便量超过200克,或含未消化食物或脓血、黏液。腹泻常伴有排便急迫感、肛门不适、失禁等症状。

腹泻分急性和慢性两类。急性腹泻发病急剧,病程在2~3周之内;慢性腹泻是指病程在2个月以上或间歇期在2~4周内的复发性腹泻。

问题2:肿瘤患者腹泻的常见原因有哪些?

(1)直肠癌、结肠癌、乙状结肠癌等肠道肿瘤的癌肿组织压迫刺激肠腔,引起肠道激惹症状。同时,这些部位的癌肿组织并发感染、坏死、溃疡,使炎性、黏液性、血性分泌物增多,也会造成腹泻。

(2)胃癌、肝癌及胰腺、胆囊等消化系统肿瘤患者常因消化功能障碍而发生腹泻,或这些肿瘤分泌的毒素刺激肠道引起腹泻。

（3）某些肿瘤手术改变了患者的消化道结构和功能，造成食物消化吸收不良，也可引起腹泻。

（4）某些恶性肿瘤需要进行腹部、盆腔、下胸部或腰部脊柱的放射治疗，由此引起胃肠黏膜损伤、炎症和水肿，从而导致患者腹泻。

（5）生物治疗。临床上常用细胞因子、单克隆抗体和分子靶向治疗药物等进行生物治疗，部分生物治疗药物可能导致腹泻。

（6）某些化疗药物（如氟尿嘧啶、紫杉醇）的使用，可导致肠黏膜屏障的破坏，从而导致严重的腹泻。比如，伊立替康的使用可引起与胆碱能有关的早发性腹泻和发生在治疗后数日的迟发性严重腹泻。

（7）其他症状处理的药物使用，如泻剂、胃肠动力药物、制酸剂、非甾体类消炎药、营养供给物质、抗生素类药物过度使用、阿片药物的戒断反应等均可能导致腹泻。

问题3：什么样的腹泻应立即就医？

以下腹泻均应立即就医：腹泻伴有发热；腹泻伴有呕吐；腹泻伴有剧烈腹痛；腹泻的同时大便中出现脓血；大便次数过多。

问题4：肿瘤患者发生腹泻怎么办？

（1）做好病情观察。观察大便的性状、黏稠度、气味、次数及量的多少，必要时留标本送检。询问腹痛的规律。观察是否有皮肤弹性差、眼窝凹陷、口干的症状，以判断是否合并脱水，必要时监测出入量、电解质，及时给予对症支持治疗，静脉补充水、电解质及葡萄糖等。

（2）注意肛周皮肤护理。观察肛周皮肤有无潮红、糜烂。针对患者肛门区皮肤有完整性受损的可能，及时清除粪便，保持肛周皮肤清洁、干燥和舒适，大便后用湿布轻柔蘸洗肛周皮肤，必要时涂抹鞣酸软膏，穿棉质松软的内衣，以减少衣物对皮肤的摩擦。

（3）腹部避免按摩、受凉、压迫等刺激，以减少肠蠕动。

（4）药物治疗。针对病因给予止泻药、抗生素。对于伊立替康引起的迟发性腹泻使用易蒙停（洛哌丁胺）治疗,易蒙停（洛哌丁胺）初始剂量为4毫克,以后每4小时给予2毫克,至腹泻停止12小时停药,使用不超过48小时。

（5）监测营养状态。如病人不能进食,须供给非肠道营养。

（6）病因治疗。必要时停止放疗或化疗。

（7）饮食治疗。宜进少渣、低纤维食物。避免吃易产气的食物,如糖类、豆类、碳酸饮料。避免使用乳制品,除了酸奶。避免吃刺激性食物,如咖啡、酒精、辣的食物。避免生食。进食富含营养、有足够热量、含钾量高的流质或半流质饮食,以满足机体代谢的需要。鼓励多饮水,每日3000毫升以上。

案例与思考

腹泻的李大爷又要住院了

患者李大爷,73岁,一年多前行直肠癌根治术,Dixon分期为pT4N1M0,ⅢB期,术后进行了一次静脉化疗,半年前查CT提示病情进展了,开始行静脉化疗,方案为艾力+同奥+5-FU。第二个疗程的化疗顺利结束后,李大爷办理

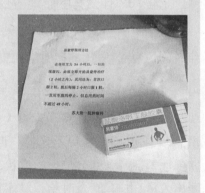

了出院手续。出院回家后,李大爷精神和食欲都还不错,就是稍微有点乏力,在家休息了几天,李大爷感觉自己在慢慢恢复当中。可是在出院后的第6天晚上,李大爷在家开始腹泻了,大便为黄色稀便,量不太多。一开始李大爷还以为自己吃坏了肚子,加上腹泻的量也不多,也就没在意,可他突然想起住院期间护士

告知过他,用了艾力这个化疗药后可能会出现腹泻,当时医生还给他配了一盒止泻药放在身边,告诉他回家如果出现腹泻要吃这个药,里面还有一张用药说明。于是,李大爷拿出从医院带回的易蒙停(洛哌丁胺)以及药物说明,按照说明书上的用法开始服用易蒙停(洛哌丁胺)。可是直到当天晚上,腹泻仍然没有停止,一天腹泻了20多次,虽然每次量较少,为黄色水样便,但是李大爷感觉自己越来越没力气了。当晚,他就联系了主治医生,告知情况,医生叮嘱他继续服用易蒙停(洛哌丁胺),并且要求他第二天立即办理住院手续。

 问题5:什么是便秘?

便秘是临床常见的一种症状,而不是一种具体的疾病,表现为排便次数减少、粪便干硬和(或)排便困难。排便次数减少是指每周排便少于3次。排便困难包括排便费力、排出困难、排便不尽感、排便费时及需要辅助排便。必须结合粪便的性状、本人平时排便习惯和排便有无困难做出有无便秘的判断。

 问题6:肿瘤患者便秘的常见原因有哪些?

1. 本身疾病的影响

腹盆腔原发或转移性肿瘤可引起肠道阻塞,使肠内容物通过受阻,导致到达直肠的粪便很少,不能触发排便反射而引起便秘;或因肠道外肿瘤压迫肠道引起便秘。另外,肿瘤侵犯腰椎引起脊髓损伤或肿瘤侵及神经致神经受损,也可使排便的动力肌不同程度受损而致排便动力减弱;同时,传导神经受损也会使便意冲动不能传至大脑产生排便反射,从而使大便滞留,引起便秘。

2. 心理因素的影响

患者由于疾病本身的折磨及化疗带来的各种不适,常出现焦虑、紧张、消极、恐惧的心理,而紧张、焦虑的情绪可增加盆底肌紧张度,从而引起排便的肛门耻骨直肠肌不协调运动,导致便秘。

3. 饮食因素的影响

大多数肿瘤患者化疗后会出现胃肠道反应,饮食量少,致使进入胃肠道的食物减少,经胃吸收后,所剩余的少量食物残渣对肠壁产生的刺激较弱,从而使肠蠕动减少,由此引起便秘;或者饮水量不足,进入大肠内的水分少,肠液分泌减少,引起便秘;加上为了增加营养,食物过于精细,含植物纤维少,致使粪便在肠道内移动缓慢,大便干燥,以致便秘。

4. 活动量减少

癌症患者进行放化疗后常常疲乏无力,不愿下床活动,卧床时间延长,活动量减少,导致胃肠蠕动减慢,最终引起便秘。

5. 药物影响

(1) 化疗药物大多对消化道有毒性作用,主要表现为恶心、呕吐、腹泻、便秘、腹痛,其产生原因为大剂量化疗药物对消化道黏膜的直接刺激作用。

(2) 在病人化疗期间,大多数病人会应用止吐药物,如 $5-HT_3$ 受体拮抗剂、甲氧氯普胺等,这些药物也可引起便秘。

(3) 部分中晚期肿瘤病人有不能自行缓解的疼痛,化疗期间须用药物止痛,如作用于中枢神经系统及胃肠道的阿片类受体,它们会削弱肠道动力并抑制中枢,从而导致便秘。

问题7: 便秘的危害有哪些?

(1) 胃肠神经功能紊乱:便秘时,粪便潴留,人体吸收有害物质,引起胃肠神经功能紊乱而致食欲缺乏、腹部胀满、嗳气、口苦、肛门排气多等症状。

(2) 肠梗阻:粪便长时间停留在肠道,导致粪便中的水分被吸收,使得粪便越来越干硬,形成粪团,即"粪石"。如果粪石长时间积存在肠腔,容易引起堵塞,导致急性或慢性肠梗阻。

(3) 引起肛肠疾患:便秘时,排便困难,粪便干燥,引起肛裂、痔疮等。干硬的粪便会压迫直肠壁,影响静脉回流,导致粪便无法排出。患者用力排便,造成肛门扩张严重,撕裂肛门,或久蹲厕所,从而加重肛门部位的充血。还有就是痔疮本身会引起便秘或加重便秘,由于痔疮患者在排便时会感到疼痛,因而对排便会有恐惧感,从而减少排便次数,排便次数的减少会加长粪便在肠道内的时间,粪便越来越硬,便秘也就越来越严重。

(4)诱发心、脑血管疾病发作:用力排便时,由于腹压明显升高,患者可出现大汗淋漓及虚脱,甚至发生脑出血、心脏病急性发作。

问题8:如何预防便秘?

(1)加强心理护理:鼓励患者正视疾病,采取积极的治疗态度;与患者交流,了解其饮食习惯及生活规律,并共同分析便秘的原因,有的放矢地制定相应的护理措施,减轻患者的心理负担。

(2)合理安排饮食:指导患者适当多进食富含维生素A、维生素C、维生素E的新鲜水果和蔬菜,含粗纤维的糙米及全麦食品等,避免进食过于精细。增加饮水量,每日饮水1000~2000毫升亦有助于排便。

(3)适当增加活动量:鼓励患者劳逸结合,在机体舒适的情况下尽可能下床活动,并根据自身情况制订合理的运动计划,如散步、打太极拳等。对卧床不能运动的患者,可从右至左沿结肠走向进行按摩,每日早晚各1次,每次10分钟,以帮助排便。

(4)养成良好的排便习惯:鼓励患者养成每日早晨起床后或在自己认为合适的时间排便的习惯。如果发现有便意,应立即排便。医护人员要为卧床、活动不便的患者创造排便环境,病情允许时抬高其床头和膝部。注意尊重患者的隐私,患者如厕时应减少干扰和催促。

问题9:发生便秘了怎么办?

对便秘应采取个体化综合治疗,具体包括:推荐合理的膳食结构，建立正确的排便习惯，调整患者的精神心理状态；对有明确病因者进行病因治疗；需长期应用通便药维持治疗者，应避免滥用泻药；外科手术应严格掌握适应证，并对手术疗效做出客观预测。

1. 一般治疗为调整生活方式，如合理膳食、适当多饮水、适当运动、建立良好的排便习惯等，都是便秘的基础治疗措施

（1）合理膳食：增加纤维素和水分的摄入，推荐每日摄入膳食纤维 25～35 克，每日至少饮水 1.5～2.5 升。

（2）适当运动：在病情允许的范围内适当增加活动，以促进肠蠕动。

（3）建立良好的排便习惯：结肠活动在晨醒和餐后时最为活跃，建议患者在晨起或餐后 2 小时内尝试排便，排便时要集中注意力，减少外界因素的干扰。

2. 药物治疗遵循安全性、药物依赖性以及效价比，避免长期使用刺激性泻药

（1）容积性泻药的作用原理是通过滞留粪便中的水分来增加粪便含水量和粪便体积，从而起到通便的作用，主要用于轻度便秘患者，服用这类药时应补充足够的液体。常用药物有欧车前、聚卡波非钙、麦麸等。

（2）渗透性泻药可在肠内形成高渗状态，吸收水分，增加粪便体积，刺激肠蠕动，可用于轻、中度便秘患者。此类药物包括聚乙二醇、不被吸收的糖类（如乳果糖）和盐类泻药（如硫酸镁）。

（3）刺激性泻药作用于肠神经系统，增强肠道动力和刺激肠道分泌。此类药物包括比沙可啶、大黄。建议短期、间断使用刺激性泻药。

（4）促动力药作用于肠神经末梢，释放运动性神经递质，拮抗抑制性神经递质，或直接作用于平滑肌，增加肠道动力，如普芦卡必利。

（5）灌肠药和栓剂通过肛内给药，润滑并刺激肠壁，软化粪便，使其易于排出，适合粪便干结、粪便嵌塞患者临时使用。

手足综合征的护理

 问题1：什么是手足综合征？

手足综合征是手掌-足底感觉迟钝或化疗引起的肢端红斑，是一种皮肤毒性，主要发生于受压区域。肿瘤病人在接受化疗或分子靶向治疗的过程中可出现此综合征。其特征表现为麻木、感觉迟钝、感觉异常、麻刺感、无痛感或疼痛感，皮肤肿胀或红斑，脱屑、皲裂、硬结样水疱或严重的疼痛等，一般发生在用药11～360天，平均79天。

 问题2：化疗手足综合征如何分级？

手足综合征根据严重程度分为1～3级（美国国立癌症研究所（NCI）分级标准）：

1级：以下列任一现象为特征：手和（或）足的麻木/感觉迟钝/感觉异常、无痛性肿胀或红斑，不影响日常活动。

2级：手和（或）足的疼痛性红斑和肿胀，轻度影响患者日常活动的不适。

3级：手和（或）足湿性脱屑、溃疡、水疱或严重疼痛，使患者不能工作或进行日常活动时严重不适。

 问题3：哪些化疗药物会引起手足综合征？

易引起手足综合征的化疗药物有卡培他滨（希罗达）、替吉奥、脂质体阿霉素、阿糖胞苷、多西紫杉醇、长春瑞滨、（持续输注）阿霉素、吉西他滨等。

易引起手足综合征的靶向药物有索尼替尼（索坦）、索拉菲尼（多吉美）、伊马替尼（格列卫）、厄洛替尼（特罗凯）、阿帕替尼（艾坦）。

问题 4：化疗时如何预防手足综合征？

（1）日常生活中应尽量避免手部和足部的摩擦及接触高温物品。例如，患者不要穿紧而不合脚的鞋，要避免手或足的摩擦和受压，避免剧烈的运动和体力劳动，减少手足接触热水的次数，包括洗碗碟和热水澡。需要提醒的是，戴洗碗手套并不能减轻伤害，因为橡胶会储存热量，从而损害手掌的皮肤。

（2）使用能减震的鞋垫，在家可以穿拖鞋，坐着或躺着的时候将手和脚放在较高的位置，有助于预防手足综合征。

（3）在医生的指导下口服维生素 B_6，可以预防手足综合征。

（4）保持手足皮肤湿润有助于预防和使病灶早日痊愈。双手和双足用温水浸泡 10 分钟后抹干，再涂上护肤霜，如凡士林软膏、尿素霜等，可以有效将水分吸附在皮肤上。

（5）避免在阳光下曝晒。出门应涂抹防晒指数至少为 30 的防晒霜，冬天也只能在有阳光的窗户玻璃后晒晒太阳。

（6）避免进食辛辣、刺激性食物。

 问题 5：如何治疗手足综合征？

按预防措施做好手足保护，用药期间可局部冷敷。

在医生的指导下口服维生素 B_6、维生素 E。

疼痛明显者可在医生指导下口服西乐葆等止痛剂。

如有感染，建议在医生的指导下使用抗真菌药物或抗生素治疗。

严重者在医生的指导下应用皮质类固醇激素局部治疗，也可口服或全身用药。

发现脱皮时不要用手撕，可以用消毒的剪刀剪去掀起的部分。如果出现水疱破裂，要请医务人员清洁换药，直至创面痊愈。

必要时在医生的指导下将化疗或靶向药物减量或停药，之后绝大多数症状可自行消退，严重时须永久性停药。

问题6：发生了手足综合征还能继续进行抗肿瘤治疗吗？

1级手足综合征患者可在采取防治措施的同时继续使用原来的用药剂量。

2~3级手足综合征患者可考虑调整剂量或适当延长用药间隔，必要时停止化疗或靶向药物，等毒性反应降低为1级或恢复正常后再恢复至原用药剂量，严重时须永久性停药。

脱发的护理

 问题1：什么是脱发？

脱发是指头发脱落的现象。正常成人每天脱落70~100根头发，这些都是处于退行期及休止期的毛发，此即生理性脱发。病理性脱发是指头发异常脱落或过度脱落。

由于抗癌药物或毒性物质作用于生长期毛囊而引起的弥漫性脱发，为生长期脱发。它是病理性脱发的一种。

 问题2：导致脱发的原因有哪些？

导致脱发的原因有很多，常见的有脂溢性（即雄性型）脱发、神经性脱发、疤痕性脱发、感染性脱发、药物性脱发、精神性脱发、营养代谢性脱发、遗传性脱发、内分泌性脱发、物理性脱发。

脱发可以分成永久性脱发和暂时性脱发两种类型。其中，永久性脱发是由于毛囊受损造成的，其表现为前额的头发向后缩，头顶的头发慢慢稀少，久而久之，最后只剩下头两侧和后部有一圈稀疏的头发。暂时性脱发往往是由于疾病引起的，如吸毒、照X光、营养不良和内分泌失调等。

问题3：化疗引起的脱发会在什么时候、在哪些部位发生？

化疗引起的脱发发生快，一般情况下在用药后1～2周发生，在2个月内达到最显著。化疗后的脱发为可逆性，通常在停止化疗1～3个月后毛发开始再生。有时，重新长出的头发会比原有头发更黑或发生卷曲等。毛发脱落时通常是无症状的，若有暂时轻微的头皮刺激发生，可使用温和的止痛剂缓解。

化疗会潜在地影响全身的毛发，头发是首先被影响的，但不论如何，由于化疗多方面的暴露，因此患者腋下、睫毛、耻骨上区域的毛发均可能脱落。较高的化疗剂量或除毛作用较强的药物，均会影响毛发脱落的速度及范围。

问题4：脱发后，后续头发还会生长吗？

化疗造成的毛发脱落是暂时且可逆的，毛发再生长通常在中断使用造成脱发的药物后4～6周开始，完全的再生长可能需要1～2年。再生长的毛发颜色、质地或形态（直发或卷发）可能会有改变。

问题5：脱发期间应如何护理毛发？

（1）护理人员应尽早告知患者脱发开始的时间、范围及期间。

（2）头发脱落前尽早获得头发替代物，这样有助于减轻焦虑和尽早适应假发之类物品。

（3）准备帽子、头巾或特殊用品。

（4）如果头发脱落是预期的，将头发剪短可使头发掉落不容易引起注意并减少一定的麻烦。

（5）使用温和的以蛋白质为基础的洗发水及护发产品，避免每天洗头，允许头发在空气中自然晾干，使用宽齿的发梳梳头发，也有助于延迟及减少头发脱落。

（6）护理人员及家属须给予患者额外的心理支持。

问题6：哪些化疗药物会引起脱发？

最常引起脱发的化疗药物有阿霉素、表阿霉素（表柔比星）、柔红霉素、环磷酰胺、异环磷酰胺、氮芥、氨甲喋呤、足叶乙甙、威猛、氟尿嘧啶、长春碱、长春花碱酰胺(长春地辛)、丝裂霉素等,这些药物常可引起头发部分或全部脱落。其次有顺铂、长春新碱、更生霉素(放线菌素D)、博来霉素、巯嘌呤等药物,这些药物可引起头发少量或部分脱落。化疗药物所致脱发的程度不仅与药物种类有关,还与药物的剂量有关,每次给药剂量越大,脱发越严重。联合几种药物化疗比单用一种药物治疗引起的脱发更严重。

问题7:化疗引起的脱发会对身体有伤害吗?

化疗药物所致脱发对病人的身体并没有不良影响,主要问题在于脱发产生的自身形象改变,这对那些关心自己形象的病人来说可能会有一定的心理压力和思想负担。因为停止化疗后,头发还能重新长出,即使是在化疗期间也可以通过佩戴假发矫正,所以,即将要接受化疗或正在化疗的病人对化疗药物所致脱发一定要有正确的认识,避免由于认识不够产生恐惧心理,以坦然、愉快的心理接受治疗,这样才有利于身体康复。

问题8:化疗为什么会引起脱发?

医生之所以选择化疗,是因为化疗药物对癌细胞有强大的杀伤力,但到目前为止,任何药物都不能选择性地只杀伤癌细胞,在杀伤癌细胞的同时肯定也会损害人体的正常细胞,而人体中增生活跃的正常造血细胞、消化道黏膜细胞和毛囊细胞更容易受到损伤。一旦损伤发生,它们就不能及时为头发输送营养,头发就会干枯、死亡,乃至脱发。掉头发是一种常见的化疗副作用,但是并不一定都发生,而且因所选用的药物不同,其头发掉落的程度也不尽相同。有些药物并不影响毛发,有些药物则令头发全掉光,而有些药物只是导致轻微掉头发,使头发变得比较稀疏而已。

毛发脱落可能会发生在身体的每一个部位,而并不只限于头部,像眉发、腋毛、手毛、腿毛甚至阴毛都可能受影响。病人在(部分或全部)脱发之后,毛发会重新生长。一般来说,这种生长在化疗实施过程中可见到多次,并且令人惊奇的是,经过几个月后再生的头发往往长得更黑、更浓、更好看,故患者不必为此而忧虑。

中医认为"发为血之余",配合中药以补气养血,滋补肝肾,常有保护毛发的作用。掉头发通常在治疗后2～3周甚至两次治疗之后才发生,可能是渐渐地掉落或一次一丛丛地掉落。患者可根据自己的喜好及需要选用适合自己的假发或帽子,以度过脱发期。

问题9：化疗引起脱发了该怎么办?

（1）主动剪短头发或剃光,这样做会让患者感到是自己在控制着头发的去留,同时也把处理脱发变得更简单。如果要剃光头发,最好用电推剪而不是用剃刀。

（2）在脱发前就买好假发,最好是在化疗前就选好假发,以便发型和颜色的匹配,或让理发师根据患者原有的发型为其整理假发。注意：所选假发戴起来要舒适、不损伤头皮。

（3）询问有无借或租假发的服务。

（4）洗发时动作要轻柔,用不刺激的或婴儿洗发用物,洗后用柔软的毛巾轻轻吸干,不可用力揉搓头发。

（5）勿用会损伤头皮的物件,包括拉直或卷发的电热梳、滚筒型梳子或卷发梳,及电吹风、理发用的皮筋和夹子、头发定型剂、染发剂、烫发和蓬松头发的产品等。

案例与思考

治疗期间脱发一样可以美丽

床位护士小顾给第一次入院化疗的病人包女士作化疗前常规宣教时,发现她很紧张,非常担心化疗后掉头发,对于将要使用的化疗药物也非常排斥。小顾护士问她为什么不配合使用化疗药物进行治疗,包女士说："听人说一旦开始使用化疗药物,就会掉头发,到时候床上、衣服上到处都是掉的头发,

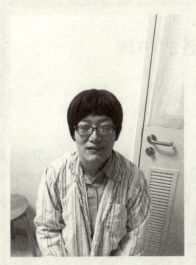
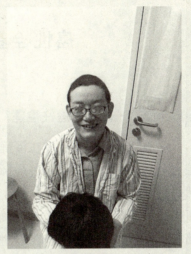

不但让人非常不舒服,而且形象也不好看,老朋友们也很容易知道我是病人,我不能接受,我不想让别人另眼相看。"这时,小顾护士就耐心地和包女士攀谈起来,小顾护士微笑着说:"您不用担心这个,化疗的脱发是可逆的,即使现在脱落了,化疗结束后也会再自然生长起来的,而且新长的头发和婴儿的头发一样美丽柔顺,所以您不用担心。建议您在化疗前就把头发剃光,去挑一个适合自己的假发戴在头上,还可以挑选一些比较漂亮的丝巾作为头上的装饰品,这样您就不会因为看到脱发而烦恼,也可以避免老朋友们对您有不一样的想法,您还是那样阳光美丽。"通过小顾护士的耐心沟通,包女士接受了化疗,并且也采纳小顾护士的建议配戴了合适的假发,现在她已顺利完成了整个周期的化疗。出院后不久,包女士长出了新的头发。

癌性栓塞的护理

 问题1：什么是癌性栓塞？

深静脉血栓是指血液在深静脉内不正常地凝结，从而使静脉腔完全或不完全阻塞的一种静脉回流障碍性疾病，是肿瘤发展自然病程及抗肿瘤治疗过程中的常见并发症。由肿瘤引起的深静脉血栓称为癌性栓塞。癌症患者血栓形成的风险较常人增加4.1倍，接受化疗的患者风险较常人增加6.5倍。

 问题2：导致癌性栓塞的原因有哪些？

1. 患者相关因素

（1）高龄、种族、并存疾病（肥胖、感染、肾脏疾病、肺部疾病、动脉血栓栓塞）。

（2）既往深静脉血栓病史。

（3）化疗前血小板数量增加。

（4）遗传性致栓基因突变。

2. 肿瘤相关因素

（1）原发肿瘤的部位（消化道、脑、肺、生殖系、肾脏、血液）。

（2）肿瘤诊断后的最初3～6个月。

（3）肿瘤近期转移。

3. 治疗相关因素

（1）近期接受大手术。

（2）正在住院。

（3）接受化疗。

（4）接受激素治疗。

（5）目前或近期接受抗血管再生治疗。

（6）目前接受促红细胞刺激因子治疗。

（7）留置中心静脉导管。

问题3：癌性栓塞的常见临床表现有哪些？

恶性肿瘤并发血栓性疾病除恶性肿瘤自身的临床表现外，血栓性疾病的临床表现随栓塞的部位不同而不同。

1. 静脉血栓

（1）浅表静脉血栓：可见病变部位皮下索状硬节，伴有疼痛。

（2）肢体深静脉血栓：表现为患肢有不同程度的疼痛、肿胀和沉重感，皮肤温度升高，活动后症状加重，有时伴有发热、心率加快等体表症状。一些患者有皮肤颜色发绀或难治性溃疡，如果累及动脉，则动脉搏动减弱或无搏动。50%的患者可没有任何临床症状，必须通过临床检查才能确诊。

（3）其他常见的静脉血栓：包括肝、脾和肠系膜静脉栓塞，表现为不同的消化道症状。

① 肝静脉血栓：以迅速发展的腹水和肝肿大为特征，常见于骨髓增生性疾病和肝细胞癌患者。

② 脾栓塞：表现为恶心、呕吐、脾区疼痛、发热，亦可有腹膜炎、胸腔积液和腹水。

③ 肠系膜静脉栓塞：患者多有腹部不适、食欲缺乏等前驱症状，表现为剧烈腹痛伴消化道出血及全身症状，查体腹膜刺激征阳性，辅助检查有肠梗阻、肠坏死表现。

2. 动脉血栓

动脉血栓则因发生部位不同，表现迥异。例如，肺动脉栓塞的主要表现为呼吸困难及气短、胸痛、粉红色泡沫痰和烦躁不安等，为肿瘤患者最常见的血栓性并发症。脑梗死患者常有意识障碍、眩晕、肢体感觉运动障碍等症状。急性心肌梗死和肠系膜上动脉栓塞临床也可多见。

3. 弥漫性血管内凝血

弥漫性血管内凝血是微循环内血栓形成，常表现为皮肤、黏膜的瘀点或瘀斑。弥漫性血管内凝血早期常因多发微血栓而出现脏器功能衰竭,脑或肢体小动脉栓塞常表现为头晕、头痛、视物不清、肢端缺血坏死、红斑、红肿和肢体疼痛等。急性弥漫性血管内凝血则可表现为皮肤、黏膜出现紫斑或大块瘀斑,或者内脏器官出血,往往危及生命。40 岁以上出现不能解释的血栓,尤其是血栓发生于罕见部位(如盆腔血管、视网膜动脉、肝静脉等处)者,均应考虑肿瘤存在的可能。

 问题 4:如何预防癌性栓塞?

预防癌性栓塞可以从以下方面入手:

1. 基本预防措施

(1)卧床患者应勤翻身,进行功能锻炼(尤其是下肢),以促进下肢血液回流,并做深呼吸和咳嗽动作。

(2)如果心功能良好,则应多饮水,避免脱水,每日饮水 2000～3000 毫升,保持大便通畅,避免便秘导致腹压升高而影响下肢静脉回流。

(3)养成良好的生活习惯,吸烟者应戒烟,因为烟中的尼古丁可损伤血管进而导致血栓形成的风险增加。

(4)平时应进食高蛋白、高维生素、高纤维素、低脂肪、低胆固醇、低盐、低糖类饮食,忌辛辣等刺激性食物,以控制血糖及血脂。

2. 机械性预防措施

最常用的物理预防措施为梯度压力弹力袜和间歇充气加压装置。

(1)梯度压力弹力袜分为长筒型(膝上型)和短筒型(膝下型),是一种独特设计的医用弹力袜,在脚踝处压力最大,向上压力逐渐递减,通过对小腿肌肉的加压而对静脉产生压力,从而促进静脉血液回流。

(2)间歇充气加压装置的工作原理是:通过周期性的充放气模仿骨骼肌的泵血功能,产生搏动性的血流进入深静脉系统,促进下肢血液回流,防止凝血因子的聚集及对血管内膜的黏附,防止血栓形成。

3. 药物预防措施

常用抗凝药物有普通肝素、低分子肝素、Ⅹa因子抑制剂、维生素K拮抗剂和华法林等。如果癌症住院患者无出血或其他抗凝禁忌证,应给予抗凝药物预防深静脉血栓。卧床的癌症患者应用低剂量肝素或低分子肝素预防深静脉血栓,非卧床的癌症患者在全身化疗期间不推荐常规应用抗凝药物预防。对所有接受恶性肿瘤相关手术的患者都应给予预防血栓栓塞的治疗。术后应用抗凝药物至少应持续7~10天。术后有残留病灶、肥胖或既往有血栓病史的高危患者接受腹部或盆腔大手术,抗凝治疗应延长至4周。

问题5:如果发生了癌性栓塞,应如何治疗?

目前对急性深静脉血栓的治疗通常首选低分子量肝素治疗5~7天,在使用低分子量肝素的第1或第2天开始使用口服抗凝剂华法林,持续服用3~6个月。在口服华法林期间须监测国际标准化比值(INR,反映机体凝血功能的一个实验室指标,正常值一般为0.8~1.5),使INR维持在2.0~3.0之间。如果急性深静脉血栓患者合并有活动性出血,则应避免使用抗凝治疗,这种情况下可考虑使用下腔静脉滤网。抗凝的禁忌证为活动性颅内出血、近期有外科手术、有出血倾向或有凝血疾病者。

骨髓抑制的护理

问题1:什么是骨髓抑制?

骨髓抑制是指骨髓中血细胞前体的活性下降。血液里的红细胞和白细胞都源于骨髓中的干细胞。血液里的血细胞寿命短,常常需要不断补充。为了达到及时补充的目的,作为血细胞前体的干细胞必须快速分裂。化学治疗和放射治疗以及许多其他抗肿瘤治疗方法都是针对快速分裂的细胞,因而常常导致正常骨髓细胞受抑。

 问题2：骨髓抑制如何分级？

骨髓的抑制程度根据细胞数值分为0～IV级：

0级：白细胞计数≥$4.0×10^9$/升,血红蛋白≥110克/升,血小板计数≥$100×10^9$/升;

I级：白细胞计数$(3.0～3.9)×10^9$/升,血红蛋白95～100克/升,血小板计数$(75～99)×10^9$/升;

II级：白细胞计数$(2.0～2.9)×10^9$/升,血红蛋白80～94克/升,血小板计数$(50～74)×10^9$/升;

III级：白细胞计数$(1.0～1.9)×10^9$/升,血红蛋白65～79克/升,血小板计数$(25～49)×10^9$/升;

IV级：白细胞计数$(0～1.0)×10^9$/升,血红蛋白<65克/升,血小板<$25×10^9$/升。

 问题3：化疗后白细胞下降应注意些什么？

（1）保持居住环境的清洁和空气流通,限制陪护人员和探视人员。

（2）避免去公共场所,防止交叉感染;出门戴口罩。

（3）保持皮肤清洁,勤换内衣;保持口腔卫生,饭后用温水漱口,必要时用漱口水含漱;保持会阴、肛门清洁。

（4）注意观察有无发热,多饮水,预防感冒。

（5）保证饮食清洁卫生,进食营养丰富的饮食,如红枣、花生、泥鳅、鱼、香菇、瘦肉等。

（6）严密监测血常规,必要时每天查血常规。

问题4：化疗后白细胞下降怎么治疗？

（1）在医生的指导下注射重组人粒细胞集落刺激因子。III度和IV度粒细胞减少者必须使用,I度粒细胞减少者原则上不用,II

度粒细胞减少者根据医嘱决定是否使用。

（2）对于白细胞减少伴有发热的患者，均应使用抗生素；对于Ⅳ级骨髓抑制患者，无论有无发热，均必须预防性使用抗生素。

（3）口服利血生，一次20毫克，每日3次。

（4）白细胞低于1.0×10^9/升时须进行保护性隔离，睡层流洁净床。

问题5：化疗后血小板减少应注意些什么？

（1）注意休息，减少活动，避免碰撞，防止受伤。血小板低于25×10^9/升时，应绝对卧床休息。

（2）修剪指甲，避免用力抓挠皮肤，避免掏鼻、挖耳等行为。

（3）刷牙时用软质毛刷，动作轻柔，避免牙龈出血。血小板低于50×10^9/升时应避免刷牙，可用漱口水漱口。

（4）避免增加腹压的动作，注意通便和镇咳，出现便秘时可口服缓泻剂，不可用力摒大便。

（5）进食营养丰富、易消化的软食，避免进食粗、硬、带骨刺的食物。

（6）能口服的药物尽量不要注射，如必须进行注射，注射后要延长按压针眼的时间，按压时间为5～10分钟。

（7）注意查看皮肤有无瘀点、瘀斑以及出现的部位、时间；注意有无消化道及呼吸道出血的情况；注意观察有无颅内出血；注意神志、感觉和运动的变化及呼吸节律的改变。

（8）定期复查血常规。

问题6：化疗后血小板减少怎么治疗？

（1）可以使用重组人白细胞介素-11，于化疗结束后24～48小时或发生血小板减少症后皮下注射，每天1次，疗程为7～14天。血小板计数恢复后应及时停药。

（2）重组人促血小板生成素（TPO）为特异性的巨核细胞生长因子，作用于血小板生成阶段的多个环节，7天为一个疗程。当血

小板计数超过 50×10^9/升时可停用。由于其起效较慢,通常需要连续使用 5 天以后才有效果,故在有Ⅳ度血小板减少史的患者中预防性使用,其效果可能更好。

(3) 输注单采血小板能迅速提升血小板数量,从而防止在血小板最低阶段出血的发生。一般而言,1 个单位单采血小板可提高血小板计数 $(1 \sim 2) \times 10^4$/升。然而,外源性血小板的寿命通常仅能维持 72 小时左右,而且反复输入后患者体内会产生抗体。

(4) 升血小板胶囊口服,一次 4 粒,每天 3 次。

案例与思考

化疗后血小板减少怎么办?

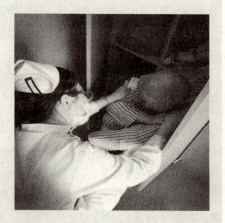

患者王先生,57 岁,胃癌术后,第四疗程化疗结束后第 7 天。我和学生来到患者床旁,他问:"曹老师,今天我血常规报告出来了吗?""嗯,出来了,血小板 25×10^9/升,白细胞 4.5×10^9/升。""哦,很好哎,我白细胞正常,可以出院了。""不行,您的白细胞虽然正常,可是血小板非常低,出血是血小板减少的最主要症状,出血常表现为皮肤黏膜紫癜、鼻出血或牙龈的自发性出血,严重者可见内脏出血、颅内出血,危及生命,所以现在预防出血是关键。""真的有那么严重吗?那我现在怎么办?""是比较严重,我们会给您注射升血小板的针,还会为你输注血小板。您需要卧床休息,减少活动,避免碰撞,防止受伤。避免用力抓挠皮肤,避免掏鼻、挖耳等行为。这两天避免刷牙,可用漱口水漱口。""啊?连刷牙都不可以吗?""是的,暂时先漱口,等血小板计数高于40×10^9/升时再刷牙,刷牙时用软毛牙刷,而且要轻柔地刷,避免牙龈出血。还要注意避免增加腹压的动作,特别是大便时不能用力摒,以免引起脑出血,出现便秘时可口服缓泻剂。避免进食粗、硬、带骨头或刺的食物,以预防消化道出血。""那我怎么知道有没有出血啊?""我们每天会查看您的皮肤有无瘀点、瘀斑,如果您有黑便或鼻出血或咳血等其他出血现象,要及时告诉我们。""这样我好紧张啊!""您放轻松,血小板减少是化疗的副作用,我把您需要注意的事项都打印在这张纸上了,您和您爱人一起看看,配合做好自身防护,等血小板计数高于50×10^9/升时,您就可以下床活动活动了。我会经常来看您,有任何不适请及时告诉我哦。""好的,我会注意的,有不适会及时告诉您的。"

经过治疗和精心护理,还有王先生和家人的密切配合,王先生的血小板逐步上升,于第九天上升至69×10^9/升,基本度过了危险期。

问题7:化疗后贫血应注意些什么?

(1)注意多休息,预防跌倒。如感觉头晕、乏力等不适,起床速度要慢,以防止体位性低血压。

(2)饮食要富含营养和维生素,多进食补血的食物,如猪肝、瘦肉、红枣、菠菜、蛋类、黑木耳等。

(3)如有明显乏力、气短、心动过速等症状,应及时吸氧。

(4)定期复查血常规。

问题8:化疗后贫血怎么治疗?

(1)重组人促红细胞生成素(EPO,简称促红素)的应用。

EPO是由肝脏和肾脏合成的激素,能调节红细胞的生成。很多化疗药物都会不同程度地影响肾功能,尤其是铂类药物,从而引起促红素分泌减少。因此,促红素尤其适用于肾功能有损害的患者,或对输血相关风险顾虑过多的患者。

（2）补充铁剂和维生素B_{12}、叶酸等。口服利血生,一次20毫克,每日3次。

（3）血红蛋白低于60克/升时可输入浓缩红细胞。输入浓缩红细胞的优点是能迅速提高贫血患者的携氧能力。对于化疗患者,如果有明显乏力、气短、心动过速等输血指征,可输入浓缩红细胞。

血液病护理篇

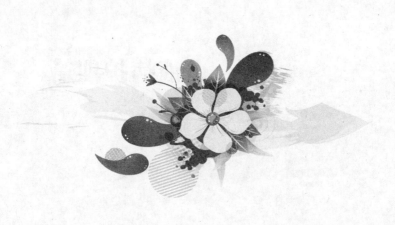

血液病患者发热的护理

问题1：什么叫肿瘤性发热？

肿瘤性发热是指肿瘤患者在排除感染、抗生素治疗无效的情况下出现的直接与肿瘤有关的非感染性发热和患者在肿瘤发展过程中因治疗而引起的发热。

问题2：血液病患者发热的主要原因是什么？

血液病患者发热是由于白细胞数量的减少和功能缺陷、免疫抑制剂的应用以及贫血或者营养不良，导致机体抵抗力下降，继发各种感染所致。感染常见于呼吸道、泌尿道、口腔黏膜以及肛周皮肤，一般不易控制，严重者可发生败血症。

问题3：血液病患者出现发热症状后应如何做好自我防护？

（1）注意休息，采取舒适体位，减少机体消耗，必要时可吸氧。保持病房内空气的流通，环境安静，室温维持在16℃~18℃，湿度一般保持在55%~60%。

（2）注意体温升高的程度及其变化规律，密切观察呼吸、脉搏、意识状态的变化；同时还要观察患者出汗与否以及出汗量的多少及出汗时间，出汗说明机体是在散热，但是也要防止大汗后出现虚脱状况。

（3）长期发热时，唾液分泌减少，口腔食物残渣易于发酵，促进细菌繁殖，同时由于机体抵抗力低下以及维生素缺乏，易发生口腔溃疡，应加强口腔护理，减少并发症的发生。

（4）高热时由于新陈代谢率增快，消耗大而进食少，体质虚弱,应卧床休息,减少活动。在退热过程中往往会大量出汗,应及时擦干汗液并更换衣物,以防感冒。应勤换内衣裤,保持皮肤清洁、干燥,床单应整洁。

(5)发热时吸收和消化功能降低,而机体分解代谢增加,消耗量增大,应指导患者多饮食,鼓励患者进食高热量、高维生素、营养丰富的半流质饮食或者软食。

案例与思考

> **发热期的护理太重要了**
>
> 患者老高,68岁,因巩固化疗入院。化疗期间,连日的低热让老高精神萎靡,他软软地躺在床上,不愿言谈,也不思进食。护士小王是他的床位护士,每日除监测老高的体温变化外,还不厌其烦地和老高讲解发热期保持皮肤干净、舒适的重要性,每日督促并协助其漱口、饮水、擦身,更换病员服,保持口腔和皮肤的清洁。同时,小王还主动与老高的爱人联系,进行高热期营养支持相关方面的知识宣讲,并和老高的爱人一起动脑筋设计菜谱。在小王的关心照护下,老高渐渐开朗起来,树立了战胜疾病的信心,安全度过了高热期。

血液病患者贫血的护理

 问题1:什么是贫血?如何进行程度分级?

贫血是全身循环血液中红细胞容量低于正常的病理状态。由于红细胞容积的测定比较复杂,因此通常以测定外周血液红细胞浓度来判断有无贫血及贫血的严重程度。当外周血中单位体积内血红蛋白(Hb)、红细胞数(RBC)和(或)红细胞比积(HCT)低于正常时,即称为贫血,其中以血红蛋白浓度最为精准可靠,而且重复操作性强。正常人红细胞浓度与年龄、性别、居住地海拔高度、某些生理状况(如妊娠)等有关。在我国非高原地区,成人男性外周血中 Hb 量低于 120 克/升,红细胞数量少于 $4.0×10^{12}$/升或红细胞比积低于 0.40;成年女性外周血中 Hb 量低于 110 克/升,红细胞数量少于 $3.5×10^{12}$/升或红细胞比积低于 0.40;孕妇外周血中 Hb 量低于 100 克/升,可以诊断为贫血。婴儿、青少年、妊娠妇女的 Hb 量较成人低,久居高原地区的人的 Hb 正常值较平原地区的高。贫血不是一种特定的疾病,而是多种不同疾病共有的特征。

贫血程度的分级:根据血红蛋白量,贫血可分为轻度贫血(Hb 为 120~91 克/升)、中度贫血(Hb 为 90~61 克/升)、重度贫血(Hb 为 60~31 克/升)、极重度贫血(Hb 为 <30 克/升)。一般情况下,根据血液中的 Hb 浓度能够准确判断贫血的有无及程度。动态观察 Hb 浓度变化对贫血的诊断极具价值,如果短期内下降超过10%,即使检查数值在正常范围内,也应该引起重视。

 问题2:贫血有哪些种类?

按照发病机制和红细胞形态学分类,贫血常分为以下几种类型:

(1)缺铁性贫血:铁是血红蛋白合成中不可缺少的元素,体内储存铁被耗竭后所发生的贫血即缺铁性贫血,属于小细胞低色素性贫血。

(2)巨幼细胞性贫血:由于 DNA 合成障碍及复制速度减慢,进而影响骨髓造血功能而导致的贫血。严重时外周血可呈全血细胞减少。绝大多数是由于叶酸或者维生素 B_{12} 缺乏或者两者均缺乏所致。

(3)溶血性贫血:理想状况下,机体红细胞生成及释放与红细胞的破坏或丢失呈动态平衡,维持循环血液中红细胞容量的相对稳定。任何原因促使红细胞的生成减少、释放障碍或破坏增加、丢失过多或两者均有,都可使这种平衡紊乱,从而导致贫血。溶血性贫血分为血管内溶血和血管外溶血。发生血管外溶血时,红细胞主要在脾脏、肝脏和骨髓被破坏;发生血管内溶血时,红细胞的完整性在循环血中即遭受严重破坏,红细胞内容物直接释放入循环血液。

(4) 再生障碍性贫血:以骨髓造血功能衰竭和全血细胞减少为特征,表现为贫血、感染、出血等。中性粒细胞减少的严重程度和持续时间与患者预后密切相关。根据外周血细胞水平和疾病发展的严重程度分为重型再生障碍性贫血(SAA)和非重型再生障碍性贫血(Non-SAA)。

(5) 继发性贫血:继发性贫血是继发于造血系统以外疾病的贫血的总称。常见为以下几种类型:

① 慢性疾病贫血:慢性感染如结核、肺脓肿、亚急性心内膜炎等,慢性炎症如类风湿性关节炎、溃疡性结肠炎、恶性肿瘤等,其共同特点是贮存铁增多而血清铁和骨髓细胞内铁减少,贫血一般不严重,治疗主要针对原发病。

② 肾性贫血:指慢性肾衰竭时发生的贫血。它主要是由于红细胞生成素减少所致,也可因出血和红细胞破坏过多造成。除积极治疗肾衰竭外,使用雄激素特别是红细胞生成素可获得良好效果。

③ 低代谢状态贫血:长期饥饿尤其是蛋白质缺乏和一些内分泌性疾病造成的低代谢状态可导致轻度或中度贫血。任何原因造成的慢性肝病几乎都可以导致轻度的低增生贫血。

④ 骨髓病性贫血:指正常骨髓造血组织被异常组织或细胞侵犯后失去正常造血功能而引发的贫血。常见于恶性肿瘤的骨髓转移,多发生在恶性肿瘤晚期,预后极差。也可由非继发性贫血的骨髓本身的恶性疾病(如白血病和多发性骨髓瘤等)引起。

 问题 3:贫血时有哪些表现?

血液携氧能力下降的程度,血容量下降的程度,发生贫血的速度以及血液、循环、呼吸等系统的代偿和耐受能力均会影响贫血的临床表现。

（1）神经系统：头晕、耳鸣、头痛、失眠、多梦、记忆减退、注意力不集中等，是贫血缺氧导致神经系统损害所致的常见症状。贫血严重或发生急剧时可出现晕厥或意识障碍。

（2）皮肤黏膜：皮肤、黏膜、眼睑结膜、口唇、指甲甲床颜色苍白是贫血最常见的客观体征。粗糙、缺少光泽甚至形成溃疡是皮肤黏膜的另一类表现。溶血性贫血还会引起皮肤黏膜黄染。

（3）呼吸、循环系统：轻度贫血无明显表现，仅在活动后会出现呼吸加快加深并伴有心悸、心率加快。贫血越严重，活动量越大，症状就越明显。重度贫血时，即使在平静状态下也可能有气短甚至端坐呼吸。长期贫血，心脏超负荷工作且供氧不足，会导致贫血性心脏病，此时不仅有心率的变化，还可出现心律失常和心功能不全等症状。

（4）消化系统：可出现腹部胀满、食欲减低等症状，大便的规律性和形状发生改变。长期慢性溶血可合并胆道结石和脾肿大。缺铁性贫血可有咽部异物感、下咽困难等症状。巨幼细胞性贫血或恶性贫血可引起舌炎、舌萎缩、牛肉舌、镜面舌等。

（5）泌尿、生殖、内分泌系统：血管外溶血出现无胆红素的高尿胆原尿，血管内溶血会出现血红蛋白尿和含铁血黄素尿，严重者可出现少尿、无尿、急性肾衰竭。女性会出现月经增多或者继发性闭经。男性、女性均可出现性欲减退。

（6）其他表现：严重贫血者因基础代谢增高，会出现低热症状，如果体温超过38.3℃，应注意寻找感染、肿瘤等其他原因。有时还会出现下肢轻度水肿症状。慢性贫血者伤口愈合缓慢。

问题4：贫血患者在日常生活中应注意哪些方面？

（1）休息与活动：轻度贫血可以适当活动，一般生活基本可以自理，但不能进行剧烈运动和重体力劳动；重度贫血患者体质虚弱，活动无耐力，应卧床休息，给予生活护理。贫血患者调整体位时要给予帮助,防止体位变化过程中发生晕厥、摔倒等。所有贫血患者均应保证充足的睡眠,避免熬夜、重体力劳动等,以免加重心肺功能负担,影响胃肠道功能和营养物质的吸收,以利于身体健康的恢复。

(2) 皮肤黏膜、毛发的护理:慢性贫血患者应定期理发、洗头、洗澡、更衣等,夏季可每日洗澡1~2次,春秋季节可每周1~2次,冬季可1周1次。重症贫血患者可定期在家人照顾下床上洗头、更衣、擦浴,保持皮肤毛发的清洁。长期卧床患者应定时翻身,受压部位可用赛肤润等局部涂抹,保持床上用品的清洁、干燥、平整、舒适,防止压疮的发生。皮肤干燥者可涂抹维生素A软膏滋润皮肤,防止皮肤干裂破损。选择中性去污剂,禁用碱性肥皂洗澡、洗头等。

(3) 营养方面:给予高热量、高蛋白、富含维生素、易消化食物,以纠正贫血患者的营养失调。特别注意可选择蛋类、瘦肉、鱼类、动物肝脏、肾、豆类以及新鲜水果蔬菜,如黑豆、胡萝卜、菠菜、木耳、龙眼肉、红枣、猕猴桃、西红柿、橘子、橙子等。贫血患者禁食咖啡、浓茶、大蒜以及不易消化的食物,如花生、核桃、杏仁、洋葱、没煮烂的各种肉类等;禁碱性食物,如馒头、高粱面等;禁油炸、辛辣食物。缺铁性贫血患者应减少牛奶的摄入,因为牛奶中的铁含量很低,钙和磷含量较高,钙和磷会和人体内的铁结合成不溶性的含铁化合物,使人体内的铁更显不足。

(4) 注意感染的预防:卧室应每天通风换气,减少会客人员。如贫血伴随白细胞低者应单独隔离,并保持床单清洁、整齐,衣被平整、柔软。保持口腔卫生,禁用硬毛牙刷刷牙,饭前、饭后应经常用漱口液漱口。气候变化时及时添减衣物,预防呼吸道感染。

(5) 心理方面:贫血患者病程长,要使患者有"打持久战"的心理准备,克服急躁情绪,安心休养,及时发现患者的病情变化和治疗副作用引起的不良心理状态,如疑虑、失去治疗信心而拒绝治疗等。家属应主动关心体贴患者,耐心指导患者,要给予必要的解释,以安慰、鼓励为主,解释要有分寸,帮助患者解除心理压力。

问题5：贫血患者可以进行体育锻炼吗？

由于血液中血红蛋白含量的不同，贫血患者不同程度地存在活动无耐力、疲乏、无力、活动后心慌气短等，因此要适当限制患者的活动。活动量应根据患者贫血发生的速度和严重程度有所不同：

（1）轻度贫血的老年患者以休息为主，运动和劳动应量力而行，如有可能，可以做一些轻度的家务劳动，如烹饪、洗碗、洗衣、拖地等，因为适当的体育活动和劳动对贫血的康复有一定益处，可以增强体质、改善食欲、促进胃肠道蠕动，促进营养吸收。

（2）血红蛋白水平较低但已经有一定代偿能力、无明显症状的慢性贫血者也不必完全卧床，可以在床边适当活动，家人在患者活动时应给予关注，防止患者发生意外。

（3）贫血症状明显的重症患者应绝对卧床休息，防止发生晕厥、摔伤、跌倒等意外事件。

 问题6：贫血患者如何做好自我监护？

（1）贫血患者要遵医嘱定期检测血常规，了解血红蛋白的变化。

（2）定期检测体温、脉搏、呼吸，注意有无发热、感染征象。运动时尤其要注意监测脉搏、呼吸的变化。

（3）注意有无乏力、头晕、耳鸣、出汗、虚弱等现象，或者此类现象有无加重。

（4）注意有无精神行为异常，如烦躁、易怒、注意力不集中、异食癖等。

（5）注意有无口腔炎、舌炎、舌乳头萎缩、口角炎、吞咽困难、食欲减退等现象或者此类现象加重。

（6）注意有无毛发干枯、脱落、皮肤干燥、皲裂、变黄、指（趾）甲缺乏光泽、脆薄易裂，指（趾）甲变平，甚至凹陷呈勺状（匙状甲）等症状。

（7）观察尿色、尿量，如尿色逐渐加深，尿量减少，应及时就医。

问题7：在什么情况下贫血患者需要进行输血治疗？

（1）患者的贫血症状难以耐受，出现头晕、头痛、耳鸣、消化能力减退等症状时。

（2）患者持续发热，身体免疫力减低时。

（3）血小板低于20000，或身体有出血倾向严重时（一般指头颈部、牙龈、口腔、脏器出血）。

（4）血红蛋白低于60克/升时。

注意：虽然输血对于急性或者慢性溶血是非常重要的支持疗法，但对某些溶血性贫血患者来说输血治疗反而会加重病情，所以应严格掌握输血种类、时间、方法、数量的适应证，是否需要输血一定要根据病人的具体情况而定。

知识链接：输血小常识：ABO 血型系统

在 ABO 血型系统中，红细胞膜上含有两种不同的抗原，分别称为 A 抗原和 B 抗原。在人类血清中还含有与其相对的两种抗体，即抗 A 抗体和抗 B 抗体。ABO 血型系统根据红细胞膜上所含抗原的种类，将人类血液分为四型：凡红细胞膜上只含 A 抗原者为 A 型；只含 B 抗原者为 B 型；含有 A、B 两种抗原者为 AB 型；既不含 A 抗原也不含 B 抗原者为 O 型。在同一个体血清中不含有与其本身红细胞相对抗的血型抗体，即 A 型人的血清中只含有抗 B 凝集素；B 型人的血清中只含有抗 A 凝集素；AB 型人的血清中一般没有抗 A 和抗 B 凝集素；而 O 型人的血清中则含有抗 A 和抗 B 凝集素。

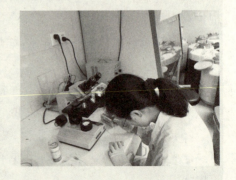

ABO血型的意义：在输全血时还必须进行交叉配血试验。即供血者的红细胞与受血者的血清进行配合，称为交叉配血的主侧；反之，将受血者的红细胞与供血者的血清进行配合则为次侧。

问题8：贫血患者为什么会出现食欲减退？

贫血患者由于消化腺分泌减少甚至腺体萎缩，进而导致消化功能减低、消化不良，会出现腹部胀满、食欲减低、大便的规律和形状发生改变等。长期慢性溶血可合并胆道结石和脾大。缺铁性贫血可有吞咽异物感或者异食癖，巨幼细胞性贫血或恶性贫血可引起舌炎、舌萎缩、牛肉舌、镜面舌等，这些均会影响患者进食，导致食欲减退。

问题9：长期输血会造成铁蛋白过载，这种情况对身体危害大吗？应如何应对？

正常人体铁的排泄量很少，长期反复输血患者的红细胞衰老破坏后会释放大量的铁。当患者血液中的铁超过转铁蛋白结合能力而出现非转铁蛋白结合时，过多的铁不能被机体有效排出体外，过剩的铁便以游离形式沉积于组织器官，即铁超负荷。沉积于组织器官的游离铁参与过氧化反应，氧自由基产物聚集，引起重要组织脏器损伤、功能障碍，严重者危及生命。长期反复输血的患者输血次数越多，累计输血量也多，导致的铁沉积也就越多。

血清铁蛋白监测可作为铁负荷筛查和铁负荷动态监测最实用的方法。根据患者输血量定期做血清铁蛋白的检测，可以评估铁负荷风险，及时提供可靠的指标，使患者及时进行去铁治疗，防止输血对患者造成二次伤害。

目前认为，去铁治疗效果最可靠的药物是去铁铵。去铁铵的胃肠道吸收率低，只能从静脉连续输注或者皮下缓慢注射。去铁铵治疗中的常见副作用有眩晕、低血压、眼耳毒性、肝肾损害等。大剂量、长期使用去铁铵治疗，可引起视力或听力障碍及眩晕等，因此，使用去铁铵治疗期间应定期进行血液分析以及肝肾功能、视力或听力检查等。

血液病患者出血的护理

 问题1：血液病患者为什么经常容易出血？

血小板数量减少以及功能异常、毛细血管脆性及通透性增加、血浆中凝血因子缺乏或循环血液中抗凝血物质增加，这些均是导致血液病患者发生出血的主要原因。

 问题2：每次打完针后胳膊上就瘀青了，应该如何预防？

每次拔针后，用干棉签或纱布沿血管方向纵行按压，这样能使皮肤针眼与血管针眼同时受压，可有效防止局部皮下瘀血的发生。另外，拔针时应适当延长按压时间，至无出血为止。抬高患肢有利于静脉回流、降低血管压力，也可减少皮下瘀血的发生。

知识链接：减少穿刺出血的小经验

抽血、注射是每一位血液病患者治疗过程中必不可少的有效手段，而减少穿刺处出血、保护局部皮肤和血管是每位患友的关注点。下面就讲解有效按压穿刺点的方法：顺血管方向纵行按压，先重压3~5分钟，然后渐渐减小按压的力量，持续3~5分钟。

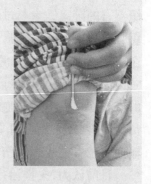

问题3：常见的出血部位有哪些？

（1）皮肤黏膜出血：常表现为出血点（直径2毫米以内）、紫癜（直径3～5毫米）、瘀斑（直径5毫米以上片状出血）、血泡、鼻出血、牙龈出血。

（2）深部组织的出血：肢体部位血肿、眼底出血。

（3）内脏出血：常见有便血、血尿、咳血、呕血以及脑出血，女性可有月经量过多等。

问题4：鼻子经常出血该如何预防和处理？

（1）防止鼻黏膜干燥破裂：保持病室相对湿度在50%～60%，秋冬季节可局部涂抹液状石蜡或者复方薄荷油等滴鼻液消毒。

（2）避免人为诱发出血：勿用力擤鼻，以防止鼻腔内压力增大而导致毛细血管破裂而出血。避免用手抠鼻或外力撞击鼻部。

（3）少量出血时，可用棉球或者明胶海绵填塞，并局部冷敷，无效者应及时就医。

（4）出血严重者尤其是后鼻腔出血，应及时就医。可用凡士林棉条行后鼻腔填塞，并定时滴入无菌液状石蜡，保持鼻黏膜湿润。若止血完成，72小时后取出棉条。

问题5：牙龈经常出血该如何预防和处理？

平时用软毛牙刷刷牙，忌用牙签剔牙；避免食用煎炸、带刺（骨）的食物或坚果类食物；进食时要细嚼慢咽，避免口腔黏膜损伤。

牙龈出血时，可遵照医嘱使用含有肾上腺素的溶液漱口。若效果不佳，可用凝血酶或者去甲肾上腺素棉球、明胶海绵片贴敷牙龈或者局部压迫止血，并及时用生理盐水或者过氧化氢溶液漱口，清除口腔内陈旧血块，以免继发口腔感染。

问题6：如何进行皮肤出血的预防和处理？

保持床单平整，被褥衣着轻软，避免肢体碰撞或者外伤。沐浴或者清洗时避免水温过高及用力擦洗皮肤。勤剪指甲，以免抓伤皮肤。尽量避免不必要的创伤性操作，必要行静脉穿刺时，应避免用力拍打及揉擦局部，结扎压脉带不宜过紧或者时间过长。

恶性血液病并发呼吸系统疾病的护理

问题1：血液病患者为什么要戴口罩？常见口罩类型及正确使用方法有哪些？

口罩可阻隔他人口咽部及呼吸道的飞沫传播并有效阻隔尘埃粒子吸入呼吸道，从而起到对有害物质及病菌的过滤作用。戴口罩可有效预防呼吸道传染病，减少外源性感染的发生，故血液病患者无论在院外还是院内均应佩戴口罩，做好防护工作。

口罩可分为棉布口罩、无纺布口罩、高分子材料口罩、活性炭口罩。前两种较为常用。但纱布口罩的结构与人面部的密合性较差，厚度大，使用者常常感到呼吸阻力大，不舒适。无纺布口罩经过静电处理可以阻挡大粉尘颗粒，且附着在其表面的静电荷可以通过静电引力将细小粉尘吸附住，达到较高的阻尘效率；而且无纺布口罩很薄，大大降低了使用者的呼吸阻力，增加了其舒适感。

口罩的正确佩戴方法：一般使用的无纺布口罩为长方形，使用者要把口罩上的铁丝按在鼻梁上，再顺着鼻梁将整个口罩摊开来，才能发挥效能。口罩的外层往往积聚着外界空气中的很多灰尘、细菌等污物，而里层则阻挡着呼出的细菌、唾液飞沫，因此，两面不能混淆使用，以免沾染了污物的外层面直接紧贴面部成为传染源。

口罩在不戴时，应将紧贴口鼻的一面向里合拢折叠好后放入清洁的容器内，切忌随便塞进口袋里或者在脖子上挂着。

口罩应每日更换,如果口罩被呼出的热气或唾液弄湿,其阻隔病菌的作用就会大大降低,应及时更换。

问题2:引起血液病患者肺部感染的常见病原微生物有哪些?

引起肺部感染的常见病原微生物有以下几类:

(1)细菌:病原菌有肺炎链球菌、金黄色葡萄球菌等阳性需氧菌;肺炎克雷伯杆菌、铜绿假单胞菌等阴性需氧菌;棒状杆菌、梭形杆菌等厌氧菌。

(2)非典型病原体:支原体、衣原体、军团菌等。

(3)病毒:腺病毒、流感病毒等。

(4)真菌:白色念珠菌、曲菌、放线菌等。

(5)其他病原体:立克次体、弓形虫、原虫等。

问题3:血液病患者在日常生活中预防流行性感冒的方法有哪些?

(1)休息、适当锻炼:可进行一些轻缓的体育锻炼,如打太极拳、散步;保持足够的睡眠,注意劳逸结合。

(2)饮食:吃新鲜、干净、易消化且富含维生素和矿物质的清淡饮食。

(3)日常生活中避免去人群密集的场所,养成戴口罩、勤洗手的卫生习惯。

(4)如果家中有人患流行性感冒,要进行隔离。

(5)餐饮用具专用,经常煮沸消毒。

问题4:血液病患者患流行性感冒后饮食方面有哪些注意事项?

患流感后,宜清淡饮食,进食易消化、富含维生素的食物,同时应注意多饮水。禁食过咸食物,以免加重鼻塞、咽喉不适等症状,且过咸的食物容易生痰,刺激咽部引起咳嗽加剧。禁食甜、腻、辛辣食物,不宜吃烧烤煎炸食物,忌烟酒。

问题5:血液病患者的呼吸功能锻炼有哪些内容?如何进行呼吸功能锻炼?

血液病患者的呼吸功能锻炼包括腹式呼吸和缩唇呼吸。

(1)腹式呼吸方法:协助患者取平卧位或者半卧位,两手分别置于前胸部和上腹部,用鼻缓慢吸气时,膈肌最大程度地下降,腹肌松弛,腹部凸出,手感到腹部向上抬起。呼气时经口呼出,腹肌收缩,膈肌松弛,膈肌随腹腔内压增加而上抬,推动肺部气体排出,手感到腹部下降。

(2)缩唇呼吸方法:通过缩唇形成的微弱阻力来延长呼气时间,增加气道压力,延缓气道塌陷。患者闭嘴,经鼻然后通过缩唇缓慢呼气,同时收缩唇部,吸气与呼气时间比为1∶2或1∶3。

腹式呼吸和缩唇呼吸每天训练3~4次,每次重复8~10次。

问题6:血液病患者如何留取痰标本?

留取痰液标本时要采集来自下呼吸道的分泌物,并防止外来污染。具体做法是:

(1)留取晨起第一口痰。
(2)先用清水漱口三次。
(3)用力咳出深部痰液。
(4)将痰液盛于加盖的无菌容器中。
(5)尽快送检留取的痰液标本,一般不超过2小时。
(6)如病人无痰,可用高渗盐水雾化吸入导痰。
(7)痰标本采集应尽可能在使用(或更换)抗生素前进行。

问题7:血液病患者行支气管镜检查的护理措施有哪些?

纤维支气管镜检查是利用光学纤维内镜对气管、支气管管腔进行的检查。可行活检或刷检、吸引,还可行支气管肺泡灌洗。

检查前禁食禁水4小时,以防误吸;检查前半小时予阿托品或安定术前肌注,以减少呼吸道分泌物或镇静。

检查后观察病人有无发热、胸痛、呼吸困难,观察分泌物的颜色和特征。

术后2小时禁食禁水,待麻醉作用消失、咳嗽和呕吐反射恢复后可进食温凉的流质或半流质饮食,进食前试验小口喝水,无呛咳再进食。

术后数小时内避免谈话、咳嗽,使声带得到休息,以免声音嘶哑和咽喉部疼痛。

 问题8:有效排痰的方法有哪些?

有效排痰可以采取深呼吸、咳嗽、背部叩击、体位引流和机械吸痰等一组胸部物理治疗措施。

 问题9:血小板低下患者能不能进行背部叩击?如何进行背部叩击?

对于单纯血小板低下且没有活动性出血的患者,可根据病情适当进行背部叩击。背部叩击是一种借助叩击所产生的振动和重力作用,使滞留在气道内的分泌物松动,并移行到中心气道,最后通过咳嗽排出体外的胸部物理治疗方法,有人工叩背法及振动排痰机辅助叩背两种方式。人工叩背手法可能存在手法力度不一的缺点,且对护士体力要求较高。振动排痰机是一种非药物的手法,根据力学物理原理,在人体表面产生一个特定力的方向,使痰液顺着力的方向做水平运动,从而排出体外。

背部叩击的具体操作方法为:

(1)评估有无气胸、肋骨骨折、咯血等禁忌证。

(2)协助患者侧卧或者坐位。

(3)双手手指弯曲并拢呈杯状。

(4)以手腕的力量,从肺底自上而下、由外向内迅速有节律地叩击背部。

(5) 叩击频率为 120~180 次/分。

(6) 每次叩击应在餐后 2 小时或餐前 30 分钟进行,叩击时间为 5~15 分钟。

 问题 10:什么是呼吸衰竭?呼吸衰竭的分型是怎样的?

呼吸衰竭是由各种原因引起肺通气和(或)换气功能严重障碍,以致在静息状态下亦不能维持足够的气体交换,导致低氧血症伴(或不伴)高碳酸血症,进而引起一系列病理生理改变和相应临床表现的综合征。

呼吸衰竭的分型为Ⅰ型和Ⅱ型。

Ⅰ型呼吸衰竭:仅有缺氧,无 CO_2 潴留,血气分析特点为 $PaO_2 < 60$ 毫米汞柱,$PaCO_2$ 降低或正常。Ⅰ型呼吸衰竭常见于换气功能障碍性疾病。

Ⅱ型呼吸衰竭:既有缺氧,又有 CO_2 潴留,血气分析特点为 $PaO_2 < 60$ 毫米汞柱,$PaCO_2 > 50$ 毫米汞柱。Ⅱ型呼吸衰竭是由于肺泡通气不足所致。

 问题 11:呼吸困难分几级?

呼吸困难分为 5 级。

0 级:除非剧烈运动,无明显呼吸困难。

1 级:当快走或上缓坡时有气短。

2 级:因呼吸困难而比同龄人步行慢,或以自己的速度在平地上行走时需要停下来呼吸。

3 级:在平地上步行 100 米或数分钟后需要停下来呼吸。

4 级:患者有明显的呼吸困难而且不能离开房间,穿脱衣服即可引起气短。

恶性血液病并发消化系统疾病的护理

 问题1：胃肠道手术后，为什么容易发生贫血？

铁是人体最丰富的必需微量元素之一，广泛参与机体内的代谢过程。机体的铁稳态关键依赖小肠铁吸收和机体需要之间的平衡。每日普通饮食所供给的铁量为 15～30 毫克，其中 5%～10% 被吸收，吸收量约 1 毫克/天，主要吸收部位在十二指肠和空肠上段。行胃或者小肠大部切除后，食物进入空肠过快以及胃酸过低会影响铁的吸收，缺铁可引起血红素合成障碍，导致缺铁性贫血。

叶酸存在于新鲜绿叶蔬菜中，人体吸收叶酸的部位主要在近端空肠，维生素 B_{12} 则在消化液的作用下在远端回肠吸收，维生素 B_{12} 和叶酸是细胞合成 DNA 过程中的重要辅助酶。行胃或者小肠大部切除后，维生素 B_{12} 和叶酸吸收不良，缺乏维生素 B_{12} 和叶酸可导致 DNA 合成障碍，导致巨幼细胞性贫血。

 问题2：血液病患者在化疗过程中会出现哪些胃肠道毒性反应？发生恶心呕吐时，该如何应对？

1. 胃肠道毒性反应的表现

大多数化疗药物可引起胃肠道反应，具体表现为口干、食欲缺乏、恶心、呕吐，有时可出现黏膜炎或溃疡。也可有便秘、麻痹性肠梗阻、腹泻、胃肠出血及腹痛等症状。

2. 发生恶心呕吐时的应对方法

恶心、呕吐是由化疗药物引起的常见的早期毒性反应，严重者可导致脱水、电解质紊乱、衰弱和体重减轻。血液病患者在化疗期间应加强口腔卫生，保持口腔的清洁，减少各种不良刺激，如污物、药物、气味等；多卧床休息，病室安静整洁、舒适轻松，可选择播放一些喜欢的音乐,分散注意力;做口腔护理时,动作要轻柔,以免刺激引起呕吐。呕吐时注意侧卧,轻轻将呕吐物吐出,防止窒息。呕吐后温水漱口,及时清除污物。饮食上注意少量多餐,饮食以软食、流质或半流质为主,适当增加食物的调味品,以刺激食欲,避免进食一些容易促发恶心、呕吐的食物,如核桃、茄子、香蕉等。对于恶心、呕吐严重,不能经口进食者,可遵医嘱给予肠道外营养输注。

案例与思考

口腔疼痛的王先生终于愿意吃饭了

患者王先生,67岁,因白细胞增高入院治疗,确诊为M4(急性粒-单核细胞白血病),吸烟史10年。王先生在化疗过程中出现了严重的恶心、呕吐反应,无力、倦怠感明显,骨髓抑制期嘴巴里出现了多个溃疡,咽部有白斑,咽痛明显,伴口水增多,这些症状严重影响了王先生的进食,而且他拒绝鼻饲管,出现了绝食自伤行为。护士长了解后,主动安慰王先生,告诉他口腔清洁和进食的重要意义,给他讲了病人张先生如何克服口腔问题的案例,并指导床位护士小高对王先生进行精细化的口腔护理。小高先给王先生清洁口腔,然后让他用制霉菌素漱口液漱口,并用蘸有漱口水的棉签轻轻地为其擦拭白膜处,溃疡面用溃疡糊上药,并鼓励他坚持漱口;还指导家属熬制米汤(白米和糯米混合后熬煮),遵医嘱予多瑞吉局部镇痛。吃饭时,待汤温凉后,小高指导王先生小口吮吸,缓慢吞咽。一周后王先生的口腔疼痛开始好转,进食量明显增加,遵医行为明显改善。

问题3:急性白血病患者为什么会出现口腔齿龈肿胀增生?

急性白血病是造血干祖细胞的恶性克隆性疾病,骨髓中异常的原始细胞及幼稚细胞(白血病细胞)大量增殖并抑制正常造血,白血病细胞浸润口腔黏膜可以引起齿龈肿胀增生或巨舌等,多见于M4(急性粒-单核细胞白血病)及M5(急性单核细胞白血病)。

白血病性齿龈炎常常继发口腔感染、齿龈出血,甚至发生继发性口干燥症。

 问题4:血液病患者为什么会出现消化道出血?如何预防和处理消化道出血?

1. 消化道出血的定义

出血是白血病患者的常见并发症,尤其是急性白血病患者或化疗后骨髓受抑制期患者。消化道出血是指从食管到肛门之间消化道的出血,轻者可无症状,临床表现多为呕血、黑便或血便等,伴有贫血及血容量减少,甚至休克,严重者危及生命。

2. 导致血液病患者消化道出血的主要原因

血小板减少;弥散性血管内凝血;纤溶亢进;白血病细胞浸润血管;血小板功能异常;并发感染;使用肝素类物质或某些抗血小板药物等。

3. 消化道出血的预防和处理

(1)预防

患者卧床休息,保持口腔、鼻腔清洁湿润,饮食细软无骨(刺)、无刺激性;保持大便通畅,密切观察大便的色、质、量,监测患者的血象及血凝状况,根据血小板数值及血凝常规结果及时补充血小板及凝血因子。

(2)处理

① 一旦出现消化道出血,应严密监测患者生命体征,如心率、血压、呼吸、尿量及神志变化,观察呕血与黑便、血便情况。

② 发生呕血时,要注意保持呼吸道通畅,避免呕血时吸入引起窒息,必要时吸氧。

③ 活动性出血期间禁食。定期复查血红蛋白浓度、红细胞计数、血细胞比容与血尿素氮,积极补充血容量,采取有效的止血措

施,积极抗休克治疗。

 问题5：血液病患者为什么容易出现消化道感染？如何预防消化道感染？

(1) 血液病患者出现消化道感染的原因：白血病患者感染的细菌多来源于胃肠道菌群,在其治疗过程中,由于胃肠道黏膜的防御屏障受到损伤,成为病原菌侵入机体的门户,同时由于化疗后骨髓抑制,中性粒细胞缺乏和功能缺陷,患者对病原体的易感性明显增加,极易并发胃肠道的细菌、真菌、病毒的感染,且感染极易扩散导致败血症,危及生命。当机体存在细胞免疫缺陷时,容易发生特殊的机会性感染,加重胃肠道黏膜的损伤和严重的G^-菌感染。

(2) 消化道感染的预防：加强保护性消毒隔离,控制陪探人员,严格遵守无菌操作规程,加强个人卫生,按要求漱口、坐浴,保持口腔、肛周清洁卫生,注重饮食管理,注意饮食新鲜、卫生、易消化,严禁进食生冷、不洁、过期、霉变的食物,以防止胃肠道感染。

造血干细胞移植患者的饮食应严格执行二次消毒制度,在移植早期应当重视抑制肠内菌群,使用口服肠道不吸收的抗菌药物来预防细菌感染,以防止侵袭性感染的发生。

 问题6：造血干细胞移植患者在预处理期间出现腹泻的常见原因是什么？发生移植物抗宿主病时,累及胃肠道会出现怎样的症状？如何分度？

1. 造血干细胞移植患者在预处理期间腹泻的常见原因

造血干细胞移植患者预处理期间,由于大剂量的化疗与TBI直接损伤,导致胃肠道黏膜损害,胃肠道黏膜层被破坏和肠上皮脱落,杯状细胞和隐窝细胞不成比例增加和非典型增生,破坏微绒毛细胞的重吸收功能,导致肠腔液体增加,最终导致小肠内吸收和分泌功能失去平衡,引起腹泻。临床表现为无痛性腹泻或伴轻度腹痛,水样便,一天数次或数十次,持续5~7天。治疗上主要是止泻、控制症状,黏膜保护,加速黏膜修复并预防肠道继发性感染。

2. 发生移植物抗宿主病时的胃肠道症状

当发生移植物抗宿主病(GVHD)时,急性移植物抗宿主病经常会累及上消化道和下消化道。

(1) 上消化道急性移植物抗宿主病常表现为厌食、消化不良、食物不耐受、恶心、呕吐等。患者也可能出现牙龈炎和口腔黏膜炎。与肠道其他部位移植物抗宿主病相比,上消化道急性移植物抗宿主病对免疫抑制剂更敏感。

(2) 下消化道受累的急性移植物抗宿主病往往表现为:严重的腹泻,伴或不伴有便血、腹部痉挛。腹泻为分泌性,不分白天和晚上,偶尔一天超过 10 升,最初可以为水样便,后成为血便。典型表现为:即便空腹时,腹泻也持续存在,伴有难以控制的腹部绞痛,甚至严重肠梗阻。

腹泻是造血干细胞移植的常见并发症,在移植后最初的几个星期,腹泻可能与预处理或全身应用抗生素有关。之后,须与二重感染以及艰难梭菌相关性腹泻相区别。影像学表现包括管腔扩张与小肠壁变厚,肠梗阻时有气液平。内镜下表现为斑点红斑、口疮性病变、黏膜剥脱。确诊必须依靠胃镜、直肠或结肠镜检查提供的组织病理学诊断。

3. 移植物抗宿主病的分度

移植物抗宿主病分为Ⅳ度,胃肠道移植物抗宿主病分度按照腹泻严重程度进行评估:

Ⅰ度:腹泻量 500～1000 毫升/天。

Ⅱ度:腹泻量 1000～1500 毫升/天。

Ⅲ度:腹泻量 1500～2000 毫升/天。

Ⅳ度:腹泻量 >2000 毫升/天。

胃肠道移植物抗宿主病分度还要结合皮肤和肝脏分度来决定总体移植物抗宿主病的分度。

案例与思考

小芳的精心护理为老李赢得了时间

患者老李,男,61岁,确诊为M2,行半相合造血干细胞移植术后20天,老李出现了较为严重的腹泻症状,每天排便近20次,每次排便前都伴有明显的腹部绞痛,排解后肛门坠胀感明显,大便颜色从开始的黄色转变为黄绿色、暗红色甚至出现了鲜血。老李很害怕,肛门疼痛难受。护士小芳是他的床位护士,每日帮助老李做好肛门护理是她的主要护理工作之一。为了便于观察老李的排便情况和免疫抑制剂的使用效果,小芳将便桶用两个垃圾袋进行分隔,排解大便时,老李有意识地将小便排解到前面的那个袋子中,这样小芳及时观察到了老李的排便情况,同时对量也有了精确的计量,及时给医生提供了准确的参考数据。

在护理老李的肛门时,清洁是第一要务,除了每次用柔软的湿纸巾协助老李擦拭排便物外,小芳还每天给老李进行局部温水擦洗,必要时给予局部稀碘伏湿敷,有效地避免了肛周皮肤的感染。由于老李每天排便次数较多,多次擦拭后局部皮肤开始发红、变薄。小芳就在原来肛周皮肤护理方法的基础上进行完善,局部予鞣酸软膏涂抹以缓解局部不适感。在小芳的努力下,老李肛周的皮肤没有因为腹泻次数增加而并发破损和溃疡,为他的抗排异治疗赢得了时间。

 问题7:什么是肝静脉闭塞病(VOD)?造血干细胞移植患者出现肝静脉闭塞病的原因是什么?发生肝静脉闭塞病时该如何护理?

1. 肝静脉闭塞病的定义

肝静脉闭塞病(VOD)是一种以肝内小叶中央静脉及其窦状隙

纤维性闭塞为主要病理改变的疾病,主要是由于肝静脉内皮细胞损伤,导致非血栓性静脉闭塞,进而发生小叶中心出血、肝细胞坏死。

肝静脉闭塞病的临床特征为不明原因的体重增加、黄疸、右上腹痛、肝大和腹水。在排除由其他肝脏疾病引起的可能后,在下列症状中符合二项即可诊断:黄疸;肝区疼痛;腹水或不明原因的体重突然增加>5%。

肝静脉闭塞病的发病率约为10%,一般发生在造血干细胞移植后3周内,确诊须做肝活检。

2. 出现肝静脉闭塞病的原因

移植前有活动性肝炎或肝功能不正常;应用环孢素A(CsA)和甲氨蝶呤(MTX)预防移植物抗宿主病;预处理的强度;接受了乙肝病毒(HBV)或丙肝病毒(HCV)阳性供体的干细胞。

3. 肝静脉闭塞病的护理

卧床休息,密切观察生命体征,监测腹围体重,限制钠盐摄入,记录24小时出入量,改善微循环和利尿治疗。

问题8:造血干细胞移植后为什么易并发病毒性肠炎?有哪些主要表现?

1. 并发病毒性肠炎的原因

造血干细胞移植(HSCT)后患者由于免疫功能低下,其病毒感染的发病率和严重程度远远高于正常人群。影响移植后病毒感染的因素包括供者及干细胞来源、人类白细胞抗原(HLA)配型、预处理方案、移植物抗宿主病预防方案以及移植后免疫抑制剂的应用、移植物抗宿主病等。

2. 并发病毒性肠炎的主要表现

轮状病毒和诺如病毒是导致HSCT患者并发病毒性肠炎的最常见病原体,临床表现多为腹泻。巨细胞病毒(CMV)和腺病毒所致肠炎相对少见,但可致消化道大出血等严重并发症。值得注意的是,病毒性肠炎与肠道移植物抗宿主病在移植后腹泻患者中较难区别,当对肠道移植物抗宿主病治疗疗效不理想时,应高度警惕并发病毒性肠炎。

 问题9:血液病患者为什么会出现脾肿大?出现脾肿大时应注意什么?什么情况下需要进行脾脏切除术?

1. 血液病患者脾肿大的原因

血液病患者脾肿大的原因是过量红细胞在脾脏内被破坏,含铁血黄素在脾内沉积,血管内皮细胞增生,脾索增宽,血窦扩张而致脾肿大;骨髓纤维化患者因脾脏发生髓样化生,即脾脏恢复造血功能,充满早期造血细胞,同时伴有巨噬细胞增生,脾脏因而肿大;血液恶性肿瘤细胞浸润脾脏以及脾组织细胞增生也可引起脾肿大。

巨脾症主要见于慢性粒细胞白血病急变期、毛细胞白血病及幼淋巴细胞白血病患者。慢性粒细胞白血病患者就诊时约90%的患者有脾肿大,可大至平脐,质坚无压痛,患者常感上腹部饱胀不适。少数患者因发生脾梗死或脾周围炎而出现显著左上腹和左肩部疼痛,可有局部压痛和摩擦音,偶发自发性脾破裂。

2. 出现脾肿大时的注意事项

(1)卧床休息,取舒适体位,嘱活动轻缓,避免碰撞、跌倒,注意保护,预防发生外伤性脾破裂。

(2)保持大便通畅,防止便秘,勿久蹲及用力咳嗽屏气排便,以免腹压增高。如有排便、呕吐等情况,用手按压腹部,以减轻腹部压力。

(3)加强观察,监测患者的生命体征,监测腹围,记录24小时尿量。

(4)倾听患者的主诉。如患者主诉脾区剧烈疼痛、血压下降,应及时向医生汇报,做出处理。

3. 行脾脏切除术的指征

（1）巨脾有明显的压迫症状或出现脾梗死引起的持续性疼痛。

（2）由于脾脏功能亢进引起顽固性溶血或血小板减少，经药物治疗无效且需长期反复输血但造血功能尚未完全丧失者。

（3）门静脉高压并发食管静脉曲张破裂出血。

由于脾切除可导致肝脏迅速增大，所以应慎重考虑脾切除手术。血小板数偏高者术后容易发生静脉内血栓，为手术禁忌证。

问题10：过敏性紫癜累及腹部时会有哪些临床表现？引起过敏性紫癜的原因是什么？

1. 过敏性紫癜的临床表现

过敏性紫癜又称出血性毛细血管中毒症，是一种较常见的由毛细血管变态反应引起的出血性疾病。通常由于机体对某些过敏原发生变态反应而引起毛细血管壁通透性和脆性提高。

其临床特征除紫癜外，常有皮疹及血管神经性水肿、关节炎、腹痛及肾炎等症状。约50%的病例有腹痛，常发生在初诊1～7天，位于脐周或下腹部，呈阵发性绞痛，可有轻压痛，但无肌紧张，呈症状与体征分离现象。严重者可合并呕吐及消化道出血（呕血、便血等）。

2. 引起过敏性紫癜的原因

（1）感染：细菌和病毒感染约占发病的24%。其中细菌以溶血性链球菌多见，可有急性扁桃体炎和上呼吸道感染；寄生虫感染约占23%，其中以蛔虫感染居多。

（2）药物：约占3.6%，如青霉素、链霉素、磺胺类、异烟肼、水杨酸钠、奎宁等。

（3）食物：鱼、虾、蟹、蛋、牛奶、鸡、野味以及生猛海鲜等异性蛋白质。

（4）其他：如寒冷、外伤、花粉吸入、疫苗注射、更年期甚至精神因素都能诱发本病。

 问题11：幽门螺旋杆菌感染与胃黏膜淋巴瘤有关系吗？

胃黏膜淋巴瘤是一种 B 细胞黏膜相关的淋巴样组织淋巴瘤，幽门螺旋杆菌抗原的存在与其发病有密切关系，抗幽门螺旋杆菌治疗可以改善病情，幽门螺旋杆菌可能是该类淋巴瘤的病因。

 问题12：使用左旋门冬酰胺酶时为什么会出现急性胰腺炎？应如何处理？

（1）原因：左旋门冬酰胺酶（L-ASP）是一种具有独特作用机制的抗肿瘤药，可水解门冬酰胺，使之变成门冬氨酸及氨，而门冬酰胺是机体合成蛋白质不可缺少的氨基酸，可在正常组织中自行合成，但急性淋巴细胞白血病（ALL）的瘤细胞却缺乏门冬酰胺合成酶，须从细胞外摄取。使用左旋门冬酰胺酶后，癌细胞由于缺乏门冬酰胺不能合成蛋白质，其生长繁殖受到抑制，从而达到治疗目的。

到目前为止，左旋门冬酰胺酶诱发胰腺炎的机制尚不清楚，据推测可能是药物损伤胰腺组织，促使胰液及胰酶分泌，使胰液黏稠度增加或胰管排泄不畅所致。有研究者认为可能是特殊个体对该药产生过敏反应的一种特殊类型，由此造成胰泡损伤，胰酶逸出，导致胰腺自身消化。

（2）处理：患者在用药期间要密切观察病情变化，低脂饮食。一旦出现可疑的不良反应，应迅速停用该药，并进行禁食、胃肠减压、补液、抗休克、解痉镇痛等对症处理。

 问题13：什么是药物性肝损？容易导致肝脏损害的药物有哪些？如何预防药物性肝损？

1. 药物性肝损的定义

肝脏是人体的重要器官之一，大多数抗癌药物均须经过肝脏的代谢、活化或灭活。如果所使用抗癌药物的负荷超过了肝脏的代谢能力,或肝脏本身已经存在一定程度的功能异常,则容易引起肝脏毒性发生。抗癌药物引起的肝脏损害主要有三个方面:肝细胞损伤坏死,出现中毒性肝炎改变;肝脏纤维化;静脉闭塞。

2. 容易导致肝脏损害的药物

许多药物都可能导致肝细胞性肝损害,常见的包括抗真菌药物和抗生素。

(1)抗真菌药物:分为唑类(酮康唑、氟康唑、伊曲康唑、福利康唑、泊沙康唑)、多烯酯类(两性霉素B)、棘白素类(卡泊芬净、米卡芬净)。以上每一种药物均有相关肝损害的报道。

(2)其他抗感染药物:相对于抗真菌药物,抗细菌药物所致肝损伤的发生率较少,大部分抗细菌药物肝损伤的发生率约为1/10000。在β-内酰胺类中,阿莫西林/克拉维酸最为常见。氟喹诺酮类药物中,有报道左氧氟沙星可引起暴发性肝衰竭。

3. 预防药物性肝损的措施

用药前仔细询问药物过敏史,选择性用药,注意药物配伍,减少同时使用的药物的种类,必要时(如进行大剂量化疗时、抗结核治疗时、造血干细胞移植后使用抗排异药物时、长期使用降糖药时)应用预防性保肝药。

恶性血液疾病并发泌尿系统疾病的护理

 问题1:出血性膀胱炎会有什么症状?其分度是怎样的?

1. 出血性膀胱炎的症状

出血性膀胱炎为造血干细胞移植后的最常见并发症之一,通常会出现不同程度的血尿,伴或不伴尿频、尿急、尿痛等膀胱刺激症状,同时排除泌尿系统细菌感染、结石、肿瘤等所致的血尿。

2. 出血性膀胱炎的分度

Ⅰ度：镜下血尿（尿沉渣镜检红细胞≥3个/HP），伴或不伴尿频、尿急、尿痛等膀胱刺激症状。

Ⅱ度：肉眼血尿。

Ⅲ度：肉眼血尿并有小血块。

Ⅳ度：在Ⅲ度基础上伴尿路梗阻。

 问题2：导致出血性膀胱炎的原因主要有哪些？

（1）造血干细胞移植早期出现出血性膀胱炎常与预处理行大剂量放化疗有关，其中许多化疗药物如环磷酰胺及其代谢产物丙烯醛可与膀胱黏膜上皮结合引起后者充血、水肿，进而导致其出血、坏死，形成溃疡，引起膀胱出血。

（2）使用白消安及放疗预处理方案的患者发病率会升高，放射线可造成膀胱黏膜急性损伤（局部缺血、溃疡、出血），造成超氧自由基形成，损伤膀胱。

（3）造血干细胞移植后期出现出血性膀胱炎多与病毒感染及移植物抗宿主病有关。

 问题3：出血性膀胱炎怎么治疗？

（1）立即停止使用可引起出血性膀胱炎的药物。

（2）充分水化、碱化尿液，每日饮水量＞3000毫升，补液量达3000～3500毫升。间隔应用速尿（呋塞米），使患者每日尿量超过5000毫升，降低代谢产物的浓度并减少与膀胱接触的时间。

（3）必要时行保留导尿及膀胱冲洗，也可用药物灌洗膀胱。例如，用稀释的去甲肾上腺素溶液冲洗有利于止血，防止血块形成。

（4）全身用止血药物，必要时给予输血。

（5）应用抗生素控制感染，对有病毒感染者予抗病毒治疗。

（6）出血严重时，可考虑双侧髂内动脉栓塞术或结扎术，需要时行膀胱切除术。

问题4：白血病患者尿酸性肾病的发病原因有哪些？

由于化疗时大量白血病细胞溶解破坏,血清和尿中尿酸浓度增高,积聚于肾小管,引起阻塞而发生尿酸性肾病。

问题5：尿酸性肾病的主要表现有哪些？

尿酸性肾病主要表现为尿少、无尿、全身水肿等。

问题6：应该如何防治尿酸性肾病？

在化疗期间应多饮水,每日饮水量＞3000毫升。最好24小时持续静脉补液,使每小时尿量＞150毫升/米^{2}并保持碱性尿,同时口服别嘌呤醇以抑制尿酸的形成,用苯溴马隆促进尿酸排出。

问题7：尿酸性肾病患者有哪些饮食宜忌？

控制饮食,忌吃高嘌呤类食物,避免过多摄入肉类、鱼类、动物内脏、豆类、菠菜等。

蛋白质摄入不超过1.0克/(千克·天),多食新鲜蔬菜、水果及富含维生素的食物,少吃脂肪类食物。

不饮酒,以减少尿酸的来源;忌饮浓茶、咖啡等。

问题8：蛋白尿有什么危害？

几乎所有多发性骨髓瘤患者在不同阶段都会先后出现蛋白尿,约80%的患者尿本周蛋白阳性。蛋白尿的发生已经成为导致尿毒症的第一个独立危险因素,蛋白尿最大的危害就在于毒蚀肾脏而最终引发尿毒症。

问题9：有了蛋白尿应该注意些什么？

即使出现大量蛋白尿,也不必过分恐慌。当出现小量蛋白尿时,也不能忽视病情的严重性,最好及时确诊病情,制定相应的治疗蛋白尿的方案。

对于肾功能正常者,主张进食高蛋白质饮食,以纠正低蛋白血症,减轻水肿及改善或增强机体抵抗力。

问题10：什么叫肾淀粉样变？

淀粉样变性病是一种淀粉样变的无定形、嗜酸性物质在心脏、肾脏、呼吸道等脏器的细胞间浸润沉积所引起的疾病。肾淀粉样变是淀粉样变性病的肾脏损害。

问题11：肾淀粉样变有什么危害？

早期仅有轻度的蛋白尿,可发展至全身水肿、低蛋白血症和大量蛋白尿。多发性骨髓瘤继发的肾淀粉样变预后差。

恶性血液疾病常见的诊疗问题

问题1：所有白细胞高的血液病患者都需要进行细胞清除术吗？

高白细胞血症($>100\times10^9$/升)临床可出现毛细血管血液瘀滞及血栓形成,易增加病人的早期死亡率,也会增加髓外白血病的发病率和复发率。当循环血液中的白细胞极度增高($>200\times10^9$/升)时,还可发生白细胞瘀滞症,表现为呼吸窘迫、低氧血症、头晕、言语不清、反应迟钝、中枢神经系统出血及阴茎异常勃起等。因此,当血液中的白细胞计数$>100\times10^9$/升时,应紧急使用血细胞分离机,单采清除过高的白细胞。

问题2：细胞清除术结束后应预防哪些并发症的发生？

白细胞清除术是一种相对比较安全的早期治疗白血病的措施。术中并发症较少,个别会出现低血压、低钙血症、过敏性反应等。主要是由于患者对治疗过程中的抗凝剂过敏、抽吸血液速度过快或由于抗凝剂与血液中的游离钙相结合,导致血液中的钙离子减少,从而引发相应的不良反应。一般在术中严密观察、早发现并发症的早期表现并及时给予支持处理就能纠正。

术后主要是观察穿刺部位有无渗血,并注意保护双侧肢体静脉,以便后续治疗。同时须严密观察白细胞清除术后电解质紊乱、头晕、出血等并发症。

 问题3:确诊白血病需要做哪些检查?

白血病患者通常须进行下列检查,以明确类型和分型:

(1)血常规是最常用的检验手段,正确的血细胞计数、血红蛋白测定以及血涂片细胞形态学的详细观察是最基本的诊断方法,常可反映骨髓造血病理变化。

(2)网织红计数可反映骨髓红细胞的生成功能;骨髓穿刺检查(包括骨髓穿刺液涂片及骨髓活体组织检查)对白血病有确诊价值,对临床分型、指导治疗和疗效判断、预后估计等意义重大。

(3)细胞化学染色对急性白血病的鉴别诊断是必不可少的,主要用于急淋、急粒及急单白血病的诊断和鉴别诊断。

(4)免疫学检查:通过针对白血病细胞表达的特异性抗原的检测,分析细胞所属系列、分化程度和功能状态,区分急淋与急非淋及各自的亚型。

(5)染色体和基因检查:急性白血病常伴有特异性的染色体和基因异常改变,并与疾病的发生、发展、诊断、治疗及预后关系密切。某些急性白血病伴有 N-ras 癌基因点突变、活化以及抑癌基因 p53、Rb 失活。

另外,有时需要进行组织病理学检查,以协助诊断、评估疗效。

血液病的实验室检查项目繁多,如何从中选择恰当的检查来达到确诊的目的,应综合分析,全面考虑。

 问题4:什么是骨髓穿刺术?可在哪些部位进行骨髓穿刺?行骨髓穿刺术对身体有害吗?

1. 骨髓穿刺术的定义

骨髓穿刺术是一种常用的诊疗技术,检查内容包括细胞学、原虫和细菌学等几个方面,以协助诊断血液病、传染病和寄生虫病;可了解骨髓造血情况,作为化疗和应用免疫抑制剂的参考。

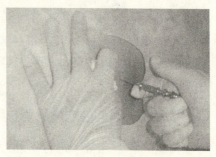

骨髓穿刺术

2. 骨髓穿刺的部位

骨髓穿刺术常选择的部位为髂前上棘穿刺点、髂后上棘穿刺点、胸骨穿刺点、腰椎棘突穿刺点。

3. 骨髓穿刺的安全性

骨髓穿刺部位骨性标志清楚,周围无大血管及神经主干,故安全性好。如多次穿刺取材不满意,少数情况下可选胸骨穿刺,只要执行斜行进针(和胸骨成30°~45°角进针),不穿透胸骨,也是比较安全的。穿刺前都要在穿刺点局部进行麻醉,麻醉药自皮肤、皮下直达骨表面的骨膜,故穿刺时不会给患者带来痛苦。熟练的操作者通常10余分钟即可完成,因此不必有任何顾虑。

注意:穿刺点局部粘贴无菌敷料后2~3天内不宜清洗(包括洗澡),以免发生局部感染。

问题5:什么是腰椎穿刺术?行腰椎穿刺术后的注意要点有哪些?

1. 腰椎穿刺术的定义

腰椎穿刺术是通过穿刺第3~4腰椎或第4~5腰椎间隙进入蛛网膜下腔放出脑脊液的技术,主要用于评判有无中枢浸润的重要检查。正常情况下,血液中的各种化学成分只能选择性地进入脑脊液中,这种功能称为血-脑脊液屏障。当中枢受到白细胞浸润时,血脑屏障受到破坏,其通透性增高可引起脑脊液成分和压力改变,通过腰椎穿刺脑脊液检查可了解这些变化。

2. 行腰椎穿刺术后的注意要点

（1）患者在行腰穿术后,须去枕平卧 4~6 小时,卧床期间不可抬高头部,防止出现脑压突然降低引发的不良反应,但可以以躯体为轴水平转动身体。

（2）头痛、腰背痛是穿刺术后比较常见的并发症。其中头痛最常见,多发生在穿刺术后 1~7 天,原因可能为脑脊液量放出较多或脑脊液外漏所致颅内压降低。多饮水、多喝饮料,延长卧床休息时间至术后 24 小时,并予静滴生理盐水可缓解。

（3）注意保持穿刺部位纱布干燥,观察有无渗液、渗血,24 小时内禁止淋浴。严防脑疝及感染等危及患者生命的并发症发生。

问题 6：白血病是绝症吗？有特效药吗？

白血病是一类造血干细胞的恶性克隆性疾病,白血病细胞因自我更新功能增强、增殖失控、分化障碍、凋亡受阻而停滞在细胞发育的不同阶段。在骨髓和其他造血组织中,白血病细胞大量增生累积,使正常造血受到抑制并浸润其他器官。

在人们的通常认识中,白血病与其他肿瘤一样是"不治之症",其实不然。随着医疗技术的发展,白血病的治疗已有了重大突破,有化疗、生物靶向治疗、造血干细胞移植等多种治疗方法,在延长疾病缓解时间、提高生存率方面都有显著进步。

问题 7：白血病的治疗周期有多长？

白血病的治疗一般通过两个阶段完成。

第一阶段为诱导缓解治疗。化学治疗是该阶段白血病治疗的主要方法,目标是白血病的症状和体征消失,外周血中性粒细胞绝对值 $\geq 1.5 \times 10^9$/升,血小板计数 $\geq 100 \times 10^9$/升,白血病分类中无白血病细胞,骨髓中原始粒 I 型 + II 型（原单 + 幼单或原淋 + 幼淋）$\leq 5\%$,即完全缓解状态（CR）。

达到完全缓解后进入抗白血病治疗的第二阶段,即缓解后治疗,主要方法为化疗和造血干细胞移植。诱导缓解获得完全缓解后,患者体内仍有残留的白血病细胞,称为微小残留病灶(MRD)。为了争取长期无病生存(DFS)和痊愈,必须对微小残留病灶进行完全缓解后治疗,以清除这些复发和难治的根源。一般来说,白血病病人巩固维持治疗需要3～5年。

问题8：什么是分子水平缓解?

分子水平缓解是近几年提出的判断白血病治疗效果的新的客观指标。它比通常所说的血液学完全缓解更精确、更进一步,达到分子生物学缓解更接近治愈。

分子生物学缓解的指标为:白血病特异基因如 AML/ETO 基因、CBFβ-MYH11 基因、bcr/abl 基因、IgH 基因重排、TCR 基因重排等基因,检测3次以上阴性。

白血病相关基因如 WT1 基因、Survivin 基因、NPM 基因等检测3次以上阴性。

问题9：可以采用中医中药的方法来治疗白血病吗?

中医中药可作为治疗白血病的方法。我国的亚砷酸联合维甲酸治疗急性早幼粒细胞性白血病就是运用中医中药的方法并取得了很好的治疗效果。

需要提醒的是,并不是所有的白血病都可以靠中医中药进行治疗,目前在诱导缓解阶段还是以化学治疗为主要手段。中医中药方法在治疗后期及固本培元的疾病康复阶段可适当采用。

造血干细胞移植的护理

问题1：骨髓是怎样发挥造血功能的?

人体骨髓中存在一种多能造血干细胞,这种细胞不仅能源源不断地分化出各种更加成熟的细胞,如血细胞中的红细胞、白细胞和血小板等,同时还能复制出与它自己完全相同的干细胞,从而使得体内这种造血干细胞的量在一定程度上保持恒定并能发挥生成后续成熟细胞的功能,即发挥它源源不断的造血功能。

问题2：造血干细胞移植有哪些类型？

造血干细胞可来自于骨髓、外周血和脐血,根据移植物取材部位的不同可分为：骨髓移植；外周血干细胞移植；脐血移植；混合干细胞移植。

根据造血干细胞来源的不同可分为：健康供体,也就是异体造血干细胞移植(异体造血干细胞移植可再分为同基因和异基因造血干细胞移植)；患者本身,即自体造血干细胞移植。

根据供受者的血缘关系可分为：有血缘移植,即亲缘间移植；非亲缘移植,即无关供体间移植。

根据 HLA 配型相合程度可分为：完全相合移植；部分相合移植。

问题3：造血干细胞移植能治疗哪些疾病？

造血干细胞移植迄今仍然是一种高风险的治疗方法,目前主要用于恶性血液疾病的治疗,也可用于某些恶性实体瘤和血液系统非恶性疾病,如重型再生障碍性贫血、重症难治自身免疫性疾病等。具体适用病症有：

（1）血液系统恶性肿瘤：如慢性粒细胞白血病、急性髓细胞白血病、急性淋巴细胞白血病、非霍奇金淋巴瘤、霍奇金淋巴瘤、多发性骨髓瘤、骨髓增生异常综合征等。

（2）血液系非恶性肿瘤：如再生障碍性贫血、地中海贫血、镰状细胞贫血、骨髓纤维化、重型阵发性睡眠性血红蛋白尿症等。

（3）其他实体瘤：如乳腺癌、卵巢癌、睾丸癌、神经母细胞瘤、小细胞肺癌等。

（4）免疫系统疾病：重症联合免疫缺陷症、严重自身免疫性疾病。

问题 4：造血干细胞移植的成功率是多少？

造血干细胞移植因疾病状态、移植种类、移植过程、并发症发生的不同，其成功率也不同，据发达国家大数据统计，总成功率为 50%~60%，我国有文献统计的成功率与此相符。

 问题 5：自体造血干细胞移植是怎么回事？

顾名思义，自体造血干细胞移植就是将患者自己的造血干细胞从体内抽出后又回输给自体。有读者会产生疑问：这样"一出一进"就能治自己的病吗？其实这不是简单的"一出一进"，这"出"指的是在患者缓解期骨髓或外周血中恶性细胞极少的特定时期采集的自体造血干细胞，采集后还要进行体外净化和转基因扩增处理，使自己"不正常"的自体造血干细胞变成"正常"，并且通过扩增使这种"正常"造血干细胞的量增加，机体再通过预处理进一步降低体内残留坏细胞，然后将采集处理后的自体干细胞再回输给患者自身，以促进造血恢复和造血重建。

 问题 6：造血干细胞移植需要做哪些准备？

首先是供者的选择问题。在独生子女时代，靠兄弟姐妹间配型来选择供者越来越困难，除父母子女间之外，现在主要依靠骨髓库来寻找与受者有人类白细胞抗原（HLA）系统相匹配的供者，并从供者体内采集出一定数量的造血干细胞。

二是移植前的预处理。预处理是为了使受者能够减少本身肿瘤细胞的负荷并为接受外来的造血干细胞腾出"空间"而采取的措施，同时也是为了清除外周血中能够引起自身反应和对移植后的供者骨髓细胞产生排斥反应的淋巴细胞。

 问题 7：造血干细胞移植有哪些相关并发症？

1. 造血干细胞移植后的早期并发症

（1）感染：包括细菌、真菌、病毒感染和卡氏肺囊虫肺炎，其中又以巨细胞病毒（CMV）引起的间质性肺炎（IP）为最严重。

(2) 肝静脉闭塞病(VOD)：其临床症状为不明原因的体重增加、黄疸、右上腹痛、肝大和腹水。

(3) 移植物抗宿主病(GVHD)，即移植的排斥反应。

(4) 出血性膀胱炎。

2. 造血干细胞移植后的晚期并发症

(1) 白内障：主要与全身照射有关，糖皮质激素和环孢霉素等药物的运用也可促使其发生。

(2) 白质脑病：主要见于合并中枢神经系统白血病(CNSL)而又接受反复鞘内化疗和全身高剂量放化疗者。

(3) 内分泌紊乱：表现为甲状腺和性腺功能降低。

(4) 继发肿瘤：少数患者数年后继发淋巴瘤或其他实体瘤。

 问题 8：造血干细胞移植的排斥反应指什么？

人体本身的免疫功能都有一个"识己排他"的作用，自己体内的东西都可以和平共处，不是自己身体里面的东西则要千方百计地排斥出去。造血干细胞的移植，如果配型是全相合，则机体可以把这个"他"当作"己"而不予排斥，但供受双方即使人类白细胞抗原全相合，也只是目前检测的 6～10 个位点相合，没有检测的其他次要位点仍有不合的，所以移植排斥或多或少都会存在。那么就要对排斥反应进行预防和处理，预防就是尽可能地寻找全相合的供者，处理就是用一些药物降低机体的"识己排他"的作用，然而一旦这种作用降低了也就给病原菌的入侵和感染开启了通道，因为正常情况下通过"识己排他"的作用人体可以驱除病原菌，所以移植后的两大主要问题就是排斥和抗感染。

问题 9：骨髓移植后患者的血型会改变吗？

接受骨髓移植后，被植入的供者骨髓将参与患者机体的造血，故受者的血型也将变得跟供者一样。如果供者的血型和患者原先的血型不同，移植后患者的血型将变为供者的血型。比如患者原先是 A 型血，而供者是 B 型血，那么移植后患者的血型也将变为 B 型。

问题10：骨髓移植患者在饮食方面要注意些什么？

移植患者总的饮食原则是新鲜、卫生、软烂、富营养。

1. 正确采购和保存食物是保证食物新鲜、卫生的第一关

（1）烟熏食品及有些加色食品可能含有苯并芘或亚硝酸盐等有害成分，不宜购买。

（2）食物合理储藏可以保持新鲜，避免受到污染。冰箱冷藏温度常为4℃～8℃，只适于短期贮藏；不要以为放在冰箱里就可保持食物新鲜，最好每次购买量不要太大。

（3）剩饭剩菜不可加热再次食用。

2. 烹调加工过程是保证食物卫生、安全的另一个重要环节

必须注意保持良好的个人卫生以及食物加工环境和用具的洁净，避免食物烹调时的交叉污染。

（1）最佳的方法是由固定的家属来负责患者的食物制备，包括制备前更换清洁的衣裤（特别是去过菜场、超市等人员密集场所者更须严格遵守）、肥皂及温水彻底清洗双手，菜板、刀具及其他器皿以及准备生肉后处理其他食物前都用应用温水及洗涤剂清洗。

（2）碗、筷等餐具每餐前用微波炉高火3分钟或煮沸法20分钟消毒。

（3）洗碗布、擦手巾每日清洗消毒并于通风处晾干。

（4）蔬菜水果可置淘米水中浸泡半小时，以去除残留农药。

3. 提倡做杂食人，什么食物有营养就吃什么，不必过分忌口，但也不能过量

（1）推荐八条膳食要诀：食物要多样；饥饱要适当；油质要适量；粗细要配搭；食盐勿多放；甜食尽少量；烟酒要戒除；三餐要合理。

（2）水果宜选择表皮完整、光滑者，不宜选小颗粒状水果，如葡萄、提子，或表面不易清洗的水果，如桃子、草莓等。

案例与思考

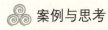

吃汤圆的插曲

杨先生,男,59岁,患急性淋巴细胞性白血病,同胞全相合造血干细胞移植术后5天。预处理结束后,杨先生一直胃口不佳,不管他爱人如何花心思改良食谱也不管菜色多么丰富,都引不起杨先生的兴趣。一天晚上,杨先生突然想吃豆沙馅的汤圆,便打电话给他爱人。他爱人一听特别兴奋:终于有杨先生想吃的东西了!于是从超市买回豆沙汤团,煮好送到了移植传递仓。接餐的护士小陈是刚入职的新手,对于移植后病人的饮食知识了解不是很多,由于她在平常照护过程中和杨先生有很多交流,也知道他近期胃口不佳,所以当得知他想吃汤圆后就欣然帮助杨先生的爱人把汤圆经微波炉消毒后端给了杨先生。

杨先生接过汤圆高兴地吃了起来,可没想到,刚吃了一个就开始感觉胃胀不舒服,接着夜里就觉着肚子一直满满的,汤圆一直下不去,用了吗丁啉(多潘立酮)等胃药也没有丝毫改善。第二天杨先生依旧感觉肚子有疼痛感,没有排便,腹部平片显示肠梗阻……

小小的一颗汤圆,让杨先生经历了很多不必要的痛苦,可见移植期间的适宜饮食是多么重要。小陈护士在这个案例中收获了很多,经过长时间的循证和科室咨询并听取营养老师的建议,她制作了供移植病人参考的饮食健康宣教材料,如下图所示:

第一部分：饮食总原则

1. 新鲜、卫生、富营养、易消化。
2. 根据病人病情合理调整膳食。
3. 造血干细胞移植患者的饮食要求绝对无菌，即将已做熟的食物用容器盛好，放到微波炉内高火加热3~5分钟，或用蒸锅蒸煮消毒30分钟，以防止肠道感染。

第二部分：饮食分类介绍

1. 主食类：食物烂软，如软米饭、面条、米粥、馄饨等。

软米饭　　　馄饨　　　面条

禁食煎炸、坚硬、不易消化的食物。

油条　　　汤圆　　　梁饭糕

2. 禽肉类：如鸡、鸭、鹅、牛、猪肉等，可切成较小的肉块煮烂食用。

胡萝卜牛肉汤　　萝卜小排汤　　青菜肉圆汤

禁食油腻、动物内脏、辛辣类食物及外购熟食类成品。

 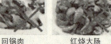
回锅肉　　　红烧大肠　　　外购卤菜

3. 鱼虾类：如河鱼、河虾。

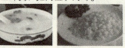
豆腐鱼汤(去刺)　　手剥虾仁　　西芹鱼片

禁食海鲜类及含鱼刺、虾壳食物。

含刺的鱼　　带壳的虾　　红烧带鱼

4. 蔬菜类：食物多样化。

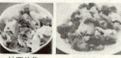 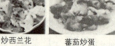
炒西兰花　　蕃茄炒蛋　　菜末豆腐

禁忌：韭菜、辣椒。

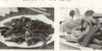
炒韭菜　　　红椒牛柳

5. 水果：食用能去皮的新鲜水果，移植病人一律食用水果羹。

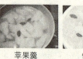
苹果羹　　　雪梨羹

禁食小颗粒状表面不宜清洗的水果，如葡萄等。

草莓　　　葡萄　　　桃子

6. 点心类：新鲜无夹馅的面包、苏打饼干。买独立小包装，即开即食用。

无馅面包　　苏打饼干(泡软后)　　清蛋糕

禁忌奶油类夹心面包及饼干。

汉堡包　　　奶油饼干　　　夹心饼干

7. 饮料类：小包装果珍类冲泡饮料。

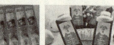
独立包装果珍　　　蔓越莓浓缩汁"

禁忌牛奶、豆浆、碳酸类饮料。

牛奶　　　碳酸饮料　　　豆浆

8. 酱菜：买小包装或小瓶装、能一顿食完的量；如果是大瓶装的酱菜，开启后最好3天内吃完。

禁忌食用辛辣类酱菜。

辣酱菜　　　腐乳　　　榨菜

9. 汤羹类：宜清淡。忌食大补食品，拒绝油腻、辛辣的汤。

豆腐鱼汤(去刺)　青菜肉圆汤　丝瓜蛋汤

 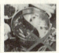
甲鱼　　　火锅　　　油腻的鸡汤

10. 调味品：适量。禁忌辛辣、芥末、胡椒等。

辣椒　　　芥末　　　胡椒

第三部分：特殊饮食

1. 贫血患者的饮食：食物多样化，选用富有营养及易于消化的低脂饮食，可食含铁丰富的食物，如瘦肉、红枣、胡萝卜、绿叶蔬菜等。

香菇瘦肉粥　黄芪枸杞肉丸汤　红枣银耳羹

2. 血小板低下患者的饮食：以容易糊烂的温凉饮食为主，饮食清淡，少量多餐。

蛋花汤　　　花生浓汤　　　南瓜粥

3. 发热患者的饮食：水分供给充足，其次是补充大量维生素。发热过后供给适量的热量及蛋白质，且饮食应以流质、半流质为主。

粥　　　绿豆百合汤　　　丝瓜蛋汤

4. 食欲下降、恶心、呕吐患者：清淡、易消化的软食或半流质饮食，少量多餐。

菜粥　　　水饺　　　青菜烂糊面

避免容易引起恶心、恶吐的食物：含有大量5-羟色胺的食物可激活患者大脑的呕吐中枢，加重胃肠道不良反应。

香蕉　　　核桃　　　茄子

5. 腹泻患者：少纤维、清淡、易消化、软食或半流质饮食。

米汤　　　清汤面　　　蛋羹

6. 便秘患者：注意增加富含膳食纤维的食物。

青菜　　　芹菜　　　红薯

问题 11：行移植后的患者可以运动吗？

移植后运动应以不感到疲劳为宜。移植早期宜在室内活动，待免疫功能恢复后，适合运动的项目有散步、慢跑、太极拳等，活动量以自我感觉无过度劳累为宜，要循序渐进地增加自己的运动量。锻炼强度标准为心率控制在 95～125 次/分。有较重基础疾病、年龄较大、体质较差者运动时必须有家人陪同。

不管进行哪项运动，都要先制订适合自己的健身计划，以利于完成目标。

在锻炼前要先明确了解自己的身体状况，尤其是刚刚病愈的患者，因为如果运动量超出了自己身体能够承受的范围，反而会降低对锻炼的兴趣，甚至对身体造成伤害。

准备一双舒服的运动鞋，可以避免初次接触运动对肌肉和关节造成伤害。

运动后如果出汗，应及时将汗水擦干，穿好衣服，过一会再洗澡。洗完澡应换上干燥、柔软的衣服，千万不要把已经汗湿的衣再次穿在身上。

要注意保暖，这也是防止上呼吸道疾病和感冒的重点。

天气太冷太热、下雨下雪、上下班高峰时都不适宜出门锻炼，可以在家里的阳台上练练太极等缓慢的有氧运动。

 问题 12：移植后什么时候复诊？

按照医嘱按时复诊，移植初期一般每周一次，同时需要监测血常规、生化全套、抗排异药物浓度等，间隔时间逐渐延长。

可以制作保健日记本，将每日自我体检和观察的内容记录下来，各项检查化验单也可以粘贴在上面，来复诊时就可以详细地告诉医生，让医生第一时间掌握第一手资料，进行正确的判断，确认疾病有无进展及复发，也为再治疗争取宝贵时间。

建议选择固定的医院、医生、复诊时间，复诊检查资料也要保存在固定的地方，这样有助于保证治疗的连贯性。

问题13：移植后怎么能发现异常情况或并发症？

移植并发症分为早期和晚期，因此需要自我体检，以及时掌握第一手资料。

自我体检是患者每天都要做的功课，怎么做呢？俗话说：久病成良医。在住院期间，医生怎样为你做体检，可以观察和学习，然后自己在家里每天实践。比如：每天须定时观察皮肤有无颜色与感觉的变化，特别是手掌大小鱼际和指腹、颜面部、颈前耳后、前胸部是否有发红、痒感或灼热疼痛，如有这些异常变化，须与主治医生联系。

每日定时测体温，每天2次，若感不适或发热，可以增加测量次数。避免到人员密集的地方或接触患传染病的病人。

保证大小便通畅，如有便秘、腹泻或者尿频尿急症状，须及时治疗。

案例与思考

移植后有任何异常都要告诉我们

患者老王，男性，61岁，因急性淋巴系统白血病行无关供体造血干细胞移植，今天为移植后第1天，护士小张早晨进行护理体检时检查了老王的双手掌、颜面部、颈前耳后以及前胸部的皮肤。

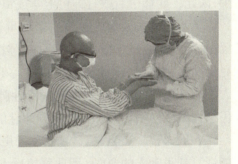

老王很疑惑，问道："今天你怎么检查我的手掌呀？我早上都看过了，没有出血点。"小张答道："嗯，因为今天是移植后了，我们除了要观察全身皮肤有没有出血点，还要看看有没有红色皮疹出现，特别是我刚才看的这些重点部位，比如手掌，我们需要观察的是每个手指的指腹和大小鱼际,如果出现的话有没有痒感或者刺痛感、灼热感等异常感觉。""那些是不是皮肤上的排异反应?""对的,我们每天都会来检查的,不过您自己也要学会检查,就像您掌握的观察出血点的方法一样,每天早上起床擦身时先自己观察一下,有任何异常都要及时告诉我们。""我一直有个疑问,大家都说排异多么可怕,那是不是出现了就弄不好了?我怎么才能预防呢?""您不用太担心的,医生都给您用好几种抗排异的药控制呢,再说,出现排异反应并不都是坏事,因为它有很好的预防复发的作用,我们每天多观察,争取早发现、早处理,让它在可控范围内就行了。""是吗?看来不少人还是有很多误区的啊。"

问题14:患者移植后什么时候能恢复工作或学习?

恢复工作/学习的时间因患者年龄、移植种类、移植过程而异,需要咨询自己的主治医师。

自体造血干细胞移植后由于造血和免疫功能恢复快,并发症少,因此一般移植后数月即可上学或重返工作岗位。

异基因造血干细胞移植后造血重建也快,但免疫重建却相当缓慢,而且还会发生慢性排异反应(移植物抗宿主病),这更延缓了免疫功能的恢复,因此患者在移植后1年内仍容易感染一些普通人不易感染的疾病,如巨细胞病毒性肺炎、肺部真菌感染等,患者仍须在医生的密切监护下接受预防性的治疗。

一般而言,一名移植过程顺利的患者在移植后1年,其免疫功能恢复到正常人的80%,因此移植后1.5~2年再上学或重返工作岗位才比较安全。

问题15:移植后造血重建需要多久?

造血干细胞移植后应尽早使用造血生长因子,其目的主要有:加快造血的恢复,缩短治疗后粒缺期;治疗延迟植活,促进血细胞恢复;作为抗感染治疗的辅助方法,缩短抗生素应用的时间,降低死亡率并提高生存率。

一般在造血干细胞回输后第 7 天开始使用粒细胞集落刺激因子（G-CSF），回输后第 10~14 天脱离粒缺期。

在外周血造血干细胞移植中应用血小板生成素（TPO），血小板恢复到 20×10^9/升的时间为回输后第 8.5~10.5 天，脱离输注血小板的时间为 20~30 天。

在外周血造血干细胞移植中应用促红细胞生成素（EPO），不再依赖红细胞输注的中位时间为回输后第 19 天。

问题 16：移植后回家休养有哪些注意事项？

1. 居家护理物品的准备

在接受移植的患者回家休养前，医护人员应指导家属购买居家护理所需物品，如口罩、消毒纱布、乙醇、紫外线灯、刺激性小的消毒剂等。

2. 患者家属要提前做好家居清洁。

由于移植后患者的免疫功能尚未完全恢复，对家居环境要求较高，因此，医护人员应严格指导家属做出院前的家庭环境改造，例如：

（1）移开家中可移开的家具，用清水擦洗。

（2）用稀释的清洁剂或含氯消毒液清洗浴室、厨房，要特别注意墙砖之间发霉的部位。

（3）衣帽、鞋物洗净放入柜内。注意：柜内不可放杀虫剂。

（4）清洗空调隔尘网，地毯洗净后收藏好。

（5）换一套干净的窗帘和床上用品。

盆栽、宠物尽量移走。患者在移植后第 1 年不可饲养宠物或种植盆栽等。

3. 维护家居环境

（1）病人使用过的毛巾、内衣及袜子每天更换、清洗及在太阳下暴晒，床单和枕套每周更换 2 次，而枕头、床垫及毛毯最好每周日晒 1 次。

（2）每周清洗空调隔尘网1次，每月清洗窗帘布1次。

（3）地面应每天用含氯消毒剂擦拭2次，勿接触对骨髓有害的化学物品，如汽油、化学溶剂、油漆、园艺肥料或杀虫剂。

（4）周围整体环境要勤清洗、湿抹、吸尘，每天定时通风换气，保持空气干爽流通和适度的阳光照射。

（5）室内温度应保持控制在18℃～22℃，湿度保持在50%～60%。

4．注意个人卫生

（1）患者须每日淋浴，勿与他人共用个人卫生用品。

（2）移植后前6个月外出时都要戴防护口罩，以预防呼吸道的感染。防护口罩应在回家后或污染后及时更换。6个月后应咨询医护人员是否需要继续使用口罩，同时保持手的清洁。

5．五官及皮肤的护理

（1）可使用淡盐水或冷开水漱口，保持口腔湿润。每次进食后均使用软毛牙刷和含氟牙膏清洁口腔；血小板计数 $< 20 \times 10^9/$升时勿使用牙签、牙线。

（2）做好皮肤的护理。皮肤干燥时可使用不含刺激成分的润肤产品。移植后前6个月外出时应穿长袖衣裤或使用雨伞、戴太阳眼镜来过滤紫外线光，避免阳光直射，必要时涂防晒油。每次只使用一种护肤品或化妆品，以辨别身体是否有过敏反应。

（3）切勿戴隐形眼镜，因可能会导致感染。如感到眼干，复诊时须告知医生。

（4）移植后3～4个月（或更长时间）头发会重新长出，期间可戴帽、头巾或假发来减少头皮暴露。

6．活动和社交

（1）避免使用公共交通工具外出，最好选乘出租车或私家车。

（2）家人朋友要多交流，但如欲外出访亲探友，最好先咨询主治医生。

7. 情绪的管理

每个人都有忧虑、紧张和情绪低落的时候,外表的改变以及身体功能的减退会使许多移植后的病人有严重的挫折感,应鼓励病人向自己亲密的朋友、家人、医生和护士倾诉。医护人员必须在了解病人心理的前提下开展心理教育,密切医患关系,增进感情交流、沟通,取得病人的信任,并给病人以教育指导,耐心听取病人提出的问题,指导病人解除恐惧、焦虑情绪。必要时可向临床心理医生求助。

问题17:捐献骨髓对人体有害吗?

人体中的细胞不断地在进行着新陈代谢,骨髓中的造血干细胞也是如此。当一些造血干细胞受损时,健康的干细胞又很快出生以补偿之。捐献骨髓时,只抽出人体一小部分骨髓,多能干细胞也只失去一部分,剩下的多能干细胞会迅速复制,造血功能在短期内会完全恢复正常。骨髓抽取的穿刺点在一周左右即可完全恢复,所以捐献骨髓不会对人体构成危害。

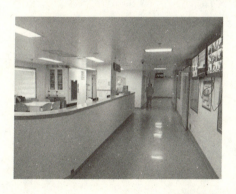
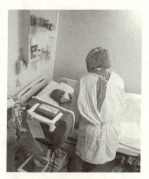

骨髓移植

问题18:正常供体捐献骨髓或造血干细胞为何要打"动员剂"?

捐献骨髓或造血干细胞前要皮下注射细胞生长因子,也就是人们常说的"动员剂"。注射"动员剂"可降低造血干细胞与骨髓基质系的黏附作用,同时让捐献者骨髓中的造血干细胞大量释放到外周血液中去,便于医务人员分离和采集。

问题19:输血和移植会传播疾病吗?

虽然在输血和移植前对供者血液和移植物做过很多传染性因子(例如病毒)的检测,但由于尚存在一些在目前医疗条件下无法检测的因子,或者供者所生的疾病还处于窗口期,其中的传染性因子无法被检测出,而被误认为供者的血液是"合格"的,所以不能排除输血和移植会传播一些疾病。最常见的有输血后肝炎、艾滋病、梅毒、疟疾、输血相关性急性肺损伤等。

PICC 维护篇

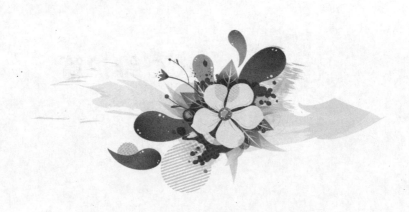

PICC 常见问题

问题1：什么是 PICC 导管？

PICC 导管即一次性无菌经外周穿刺中心静脉导管(peripherally inserted central catheter)，简称外周导管，是一根由高等级医用硅胶制成的细软而有弹性的导管。它与血管的相容性好，由肘部或上臂的静脉置入人体，末端到达血容量大、血液流速快的上腔静脉。通过 PICC 导管，刺激性药物能得到充分的稀释，从而达到保护血管、保障静脉治疗安全的目的，是一条方便、安全、有效的静脉通路。

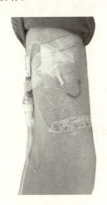 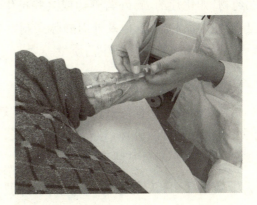

置入 PICC 导管

问题2：使用 PICC 导管安全吗？

这是一种非常安全的治疗方式，不会发生威胁生命的严重并发症。经 PICC 导管输注的各种静脉治疗药物直接进入中心静脉，短时间内被迅速稀释，有助于大大降低对血管的损伤，并且发生其他并发症如静脉炎、血栓、感染的危险性也很低。

问题 3：为什么说 PICC 导管能更加安全有效地为输液治疗提供帮助？

经 PICC 导管输注药物，可以避免各类药物对血管内膜的刺激，减少反复穿刺带来的痛苦，从而保护了血管，确保了输液安全，帮助患者轻松完成各项静脉输液治疗。

问题 4：如果不使用 PICC 会发生什么问题？

如果没有使用 PICC 等中心静脉导管输液，一些刺激性强的药物，如化疗药、肠外营养药等，可能会对患者的静脉造成损伤，如发生静脉炎、渗出、外渗及组织坏死，而且这些损伤是不可逆的。

问题 5：哪些人适合留置 PICC 导管？

需要超过 5 天的中（长）期静脉输液治疗，输注刺激性或高渗性药物，如化疗药、肠外营养药或某些抗生素药物等，需要反复输血、输血制品和抽血，以及外周静脉穿刺困难者，可选择留置 PICC 导管，以保护血管并提高生活质量。

问题 6：PICC 导管有哪些优点？

静脉输液全疗程"一针治疗"，避免反复静脉穿刺的痛苦，减少化疗药物对血管的破坏，导管置留时间长，护理简单，间歇期每周维护一次，不影响日常活动，安全方便。

问题 7：PICC 导管能保留多长时间？

PICC 导管可以在体内长时间留置，最长可达 1 年，但因每位患者的具体情况不同，留置时间的长短更多地依赖于导管使用的目的、治疗需要和维护情况等。导管护理工作做得越好，没有并发症，导管的留置时间就可以越长。

问题8：如果决定留置 PICC 导管，在置管时患者需要如何配合护士？

1. 术前配合

（1）签署知情同意书（同其他手术一样，知情同意书是向患者告知此项操作可能发生的风险，并不意味着这些风险都会发生）。

（2）排尿、排便。

（3）穿宽松的衣服。

（4）用肥皂液轻轻搓洗置管侧手臂，并用清水冲洗干净。

2. 术中配合

（1）体位：舒适、安全。

（2）手臂与身体成90度角，保持手臂与躯干在同一平面。

（3）配合护士消毒皮肤，适当抬高手臂（45～60度角）并避免晃动。

（4）穿刺皮肤时会有少许的疼痛。

（5）不可以随意活动身体和肢体。

（6）不可以触摸无菌区及无菌物品。

（7）如出现不适，必须及时告知护士。

（8）当护士需要患者配合转头时，患者头部尽量向后仰伸，再转向置管侧肩部，头偏向一侧，下巴贴紧肩胛部。

问题9：PICC 导管置入当天需要注意些什么？

PICC 导管置入后，患者应用食指和中指按压穿刺点15～30分钟，并如实向护士反映身体和穿刺侧肢体的情况。如穿刺点有少量渗血，属正常现象，不要紧张；可加压包扎，如感到肢体胀痛，可能是由于包扎过紧引起，应及时告知护士予调整敷料松紧度。还须到放射科拍 X 光片定位，若拍片结果正常，即可进行输液。

问题10：置入 PICC 导管后可以活动吗？

可以。日常家务活动及工作不受影响。

问题11：置管后为什么要进行适当的活动？

适当进行置管侧手臂活动，如主动握拳、松拳运动，有利于增加血液循环，预防并发症的发生。

问题12：置入PICC导管后哪些活动需要注意？

选择锻炼方式时避免举重、引体向上、扩胸、甩手及大力外展等活动。

平时生活中应避免用置管侧手提重物，肘部关节应避免剧烈运动，如搓洗衣服等。禁止游泳、打羽毛球、拄拐杖、举哑铃，或用置管侧手臂支撑着起床。

问题13：置管后如何活动穿刺侧肢体？

置管后的早期功能锻炼以握拳为主，制动不超过2小时，穿刺后24小时内相对减少活动，24小时后可进行日常工作和活动，如手臂弯曲、伸展、煮饭、扫地等轻体力劳动。

置管侧肢体避免过度用力、过度高举及外展动作，如提过重物品、用力搓衣服、引体向上、俯卧撑、托举哑铃、抱小孩、拖地板、拄拐杖等，起床时不要用置管侧手臂用力支撑着起床。

问题14：PICC导管置入后的"3准5不准"有哪些具体内容？

1. PICC置管后的"3准"

淋浴；一般家务，如扫地、洗碗；手臂弯曲、伸展等一般性活动，如吃饭、写字。

2. PICC置管后的"5不准"

盆浴、泡澡；衣服袖口不宜过紧，以免穿脱衣服时把导管带出；大范围的手臂旋转活动，如游泳、打球等；牵拉导管，或随意推送导管，变动导管位置；带管的手臂过度用力，提重物。

问题15：可以带着PICC导管洗澡吗？

可以。但请选择淋浴，不能盆浴，也不可游泳。可以在沐浴前使用导管保护套，如果没有，可以先在导管贴膜外缠绕清洁干燥的毛巾，再在毛巾外用保鲜膜将导管上下15cm的范围包裹严密（建议2～3圈），上下边缘用胶布贴紧。淋浴时举高置管侧手臂或用置管侧手拿花洒，淋浴后及时检查敷贴，如有潮湿、进水，应及时通知护士进行更换。

 问题16：PICC导管置入后睡觉和穿衣时要注意什么？

睡眠时注意不要压迫穿刺的血管，不要用带管的手枕着头部睡觉。

建议穿宽松的衣服，衣袖不宜过紧。可在衣袖处做拉链等开口设计，以便于观察导管情况。更衣时注意不要将导管勾出或带出。穿衣宜先穿置管侧衣袖，再穿健侧衣。脱衣时，先脱健侧衣袖，后脱置管侧衣袖。可取洗净（或新）的长筒丝袜一段套在上肢，利用其光滑性帮助穿脱衣服。

 问题17：PICC导管置入后需要多长时间维护一次？

穿刺部位应保持清洁干燥，透明敷贴应在置入导管后第一个24小时更换，以后每7天至少更换一次。不要擅自撕下贴膜，当贴膜被污染或怀疑被污染、潮湿、卷边、脱落或者危及贴膜完整性与密闭性时，均应请护士予以更换。

如患者已出院，须按时到置管医院PICC护理门诊或原置管科室维护。若不能及时回置管医院进行维护，可在当地正规医院由专业护士予以维护。

到医院维护时带好PICC维护记录本，以便医护人员及时了解和记录相关信息。

 问题18：通过PICC导管是不是可以注射造影剂？

一般PICC导管不可以高压注射泵推注造影剂，如增强CT检查。当做造影检查时,请提醒医生不要通过PICC导管高压推注造影剂,以免导致导管破裂。当然,如果用的导管是紫色的耐高压导管,就不用担心了。

问题19:在医院外应如何维护PICC导管?

注意个人及家庭卫生,避免到人多的公共场所,避开各种感染因素,并做好导管自我护理,每周1次回医院进行冲管、换敷贴等维护。

如出现异常情况,应立即回院处理。

给医护人员留下联络方式,随时保持联系。

案例与思考

PICC维护手册的作用可不小

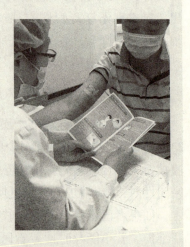

患者老王,男性,65岁,退休工人,胃癌术后入住肿瘤科行化疗,予右侧上臂置入一根PICC导管,目前即将出院,医生告诉他还要到医院来进行5个疗程的化疗,并嘱咐要保护好导管。王老伯忧心忡忡,愁眉不展,护士小张发现了他的异常,便拿来PICC维护手册问王老伯:"王老伯,您是不是在担心导管的问题呀?""是呀,医生说我还有几天就要出院了,让我回家后要保护好管子,以后再来还要用的,可是这么高级的管子,我怎么懂呀?在医院里你们每天都要来看好几次,告诉我这样那样的,而且换药也非常专业的,我回家后怎么办呀?""您看,我这不是来和您解释了嘛,您看这本小册子,就是专门做给出院带管的病人看的,上面

PICC 维护篇

写得可详细了,比如怎么观察透明膜、穿刺点呀,可以做些什么活动呀,多长时间维护一次呀,遇到哪些特殊情况一定要到医院来处理呀。""嗯,蛮好蛮好,我懂了,可是我家在远郊,离这儿有点远,一个礼拜来一次我有点吃不消。""不用的,您看这本册子的最后,上面有好多维护网点,我看看,哦,靠近您家的中西医结合医院就可以换,周二、周四全天,这儿还有联系电话。""那儿倒是离我家近的,技术怎么样呢?""王老伯,这个您不用担心啦,这本册子上的维护点的工作人员都是经过专门培训和考核的,和我们这儿是一样的,您放心!""那就太好了,这本册子我研究研究,谢谢你呀!"

四周后王老伯再次入院,PICC 导管按时维护,在位通畅,继续使用。

 问题20:怎样才能知道自己的 PICC 导管是正常还是不正常?

要注意观察,勤看导管的穿刺点、敷贴。注意观察穿刺部位及其周围有无发红、肿胀、疼痛、脓性分泌物等异常情况;留意置管手臂有无肿胀、硬结,感觉是否有疼痛、胸痛或心慌;导管是否有漏液或异常;导管体外的长度有无变化;敷料的干湿程度,有无渗血或出血。如有异常情况,要及时告诉护士。

问题21:出院后出现哪些情况时需要及时到医院处理?

出院后在遇到以下情况时,必须及时与 PICC 护理门诊或原置管科室联系;若不能及时回置管医院,请到当地正规医院由专业护士予以处理:

(1)穿刺点渗血。
(2)穿刺点渗液。
(3)穿刺部位出现局部发红、发热、肿胀、疼痛,有分泌物。

115

（4）发热，体温 >38℃。

（5）置管侧手臂水肿，臂围增加2厘米。

（6）导管外移或脱出。

（7）出现导管断裂或破损时，不要紧张，应急措施是：立即在导管断裂处上方或靠近穿刺点处将导管折起，并用胶布固定，将断裂部分导管一同带到医院处理。

问题22：如果导管内有回血应该怎么办？

一般情况下，导管内是不会回血的，但遇到胸腔内压力增高等情况时，血液可能会回流到导管内，常见原因为剧烈咳嗽、长时间下蹲、恶心呕吐等，所以平时应尽量避免以上情况。

残留在肝素帽或导管里的血液不会伤害患者，但是它有可能会增加感染和导管堵塞的危险。所以，如果发现导管内有血液，应尽快到医院冲洗导管。

问题23：什么时候可以拔管呢？

静脉治疗周期结束时，就可以拔管了。另外，出现严重并发症时也要拔管。

拔管后，在穿刺处贴上透明敷贴，按压穿刺点10分钟，3日内勿碰湿，3日后方可撕除。

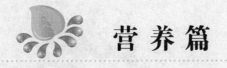# 营养篇

癌症患者的常见营养问题

问题1：肿瘤患者为什么需要营养支持?

肿瘤患者容易发生营养不良,从而导致对肿瘤治疗的敏感性和耐受性减低,影响肿瘤治疗的效果,进而降低生活质量,甚至导致早期死亡。良好的营养支持可增加机体抵抗力,减少各种并发症的发生,降低死亡率,促进康复,延长生命,提高生活质量。因此,给予肿瘤患者充足的营养支持是十分必要的。

问题2：肿瘤患者发生营养不良的原因主要有哪些?

（1）肿瘤引起体质消耗：肿瘤细胞过度增殖,消耗大量能量和营养物质,肿瘤及其细胞代谢产物进入血液循环,引起患者胃肠功能紊乱,造成营养摄入、吸收和消化障碍。

（2）手术、放化疗等引起的不良反应：如恶心、呕吐、口腔溃疡、食管炎等反应会造成患者摄入不足,加重营养不良。

（3）心理因素：患者突然被诊断为肿瘤,心理准备不足,精神高度紧张,情绪低落,食欲急剧下降,由此造成机体营养不良。

（4）缺乏正确的营养知识。

问题3：肿瘤患者营养不良主要表现在哪些方面?

肿瘤患者营养不良主要表现在以下方面：
（1）精神萎靡,反应差,乏力或疲倦。
（2）食欲缺乏,消瘦,体重减轻,低于正常值的20%。
（3）皮肤干燥或水肿,肌肉松弛,肌肉组织和皮下脂肪减少,皮肤缺乏弹性。
（4）血清白蛋白、血红蛋白、血清铁含量均低于正常值。

问题4：肿瘤患者营养不良主要有哪几种类型？

肿瘤患者营养不良主要有以下3种类型：

（1）消瘦型营养不良：为能量缺乏型。此类患者主要是由于热量摄入不足引起肌肉组织和皮下脂肪消耗，表现为体重及其他人体测量指标值下降，但血清蛋白水平基本正常。

（2）低蛋白血症型营养不良：又称水肿型营养不良。此类患者食量摄入正常或较多，主要由蛋白摄入不足或丢失引起，主要表现为血清蛋白水平降低和组织水肿、细胞免疫功能下降，但人体测量指标值基本正常。

（3）混合型营养不良：兼有上述两种类型的特征，此类型最为严重，可伴有脏器功能障碍，预后较差。

 问题5：肿瘤患者正确的饮食原则是什么？

（1）注意膳食均衡，食物多样化。肿瘤患者的膳食应保证营养均衡，在此基础上兼顾消化功能及治疗不良反应。另外，肿瘤合并糖尿病和肥胖的患者不宜控制饮食过严和减肥。

（2）食材应天然、新鲜。肿瘤患者应尽量选择天然、新鲜的食品，少吃或不吃罐头食品。注意食品安全，烹调方法要科学，不吃烧焦的食品。

（3）不宜盲目忌口。肿瘤是否扩散与肿瘤细胞的内在基因调控有关。所谓的"发物"通常是指会加重或诱发一些过敏性疾病（如哮喘、荨麻疹、急症和肝炎等）的食物。如果患者不是过敏体质，又没有上述疾病，可以适当食用。

肿瘤患者的饮食宜忌应根据病情、不同病人的个性特点决定，不能笼统地规定什么能吃或什么不能吃。当然，放化疗期间、术后早期等各种病的急性期，不宜过分强调营养，不宜大补。提倡高能量、高蛋白、高维生素的少盐低脂平衡膳食。另外，确有一些食物要忌口，主要是：腌制品（咸菜、咸肉）；烟熏、油炸食品；霉变、腐败的不新鲜食物；辛燥生冷、肥腻油甘的食物；被农药污染的农作物。

营养篇

肿瘤患者还应戒烟戒酒,适量饮茶。

 问题6:肿瘤患者出现味觉迟钝、口干、吞咽困难、食管炎等影响进食的症状时该如何处理?

(1)味觉迟钝:往往发生在化疗或放疗时,或由癌症本身引起。

处理:少食多餐,补充新鲜蔬菜和水果,增加食物的色泽和香味,避免可能引起异味的食物,创造干净、整洁的就餐环境。

(2)口干:常出现于头颈部放疗之后,由唾液腺分泌减少所致。

处理:增加多汁的饮食和水果,固体食物可与汤汁共进,咀嚼无糖的口香糖也可增加唾液分泌,酸辣食物虽可减轻口干症状,但有刺激性,应慎用。

(3)吞咽困难:常常是头颈部放疗或口腔手术的并发症。

处理:如症状不严重,可采用进软食或切细煮烂的固体食物或进食时佐以汤汁的方法来克服,但不主张进流质,以避免食物误入呼吸道。如症状严重,则须采用管饲或静脉营养。

(4)食管炎:由化疗或头颈区放疗所致,往往造成吞咽疼痛和吞咽困难。

处理:含漱或咽下镇痛液可缓解疼痛和刺激,必要时可口服镇痛药以减轻痛苦。

 问题7:豆制品中含有大豆异黄酮,乳腺癌或卵巢癌患者可以吃吗?

可以。

部分女性肿瘤患者非常害怕"雌激素",认为豆制品如豆腐、豆浆等含有雌激素,害怕会引起肿瘤恶化或复发,因此拒绝食用。其实,天然大豆食物中含有的植物雌激素主要是指大豆异黄酮,而且含量并不高,其作用仅为女性荷尔蒙的千分之一至百分之一而已,

121

不足以改变体内雌激素水平,对妇科肿瘤患者没有明显影响。而且天然大豆食物中的大豆异黄酮还有双向调节作用,在人体雌激素水平低的情况下可补充其不足,在人体雌激素水平高的情况下可起到抑制作用。所以,可遵从医嘱适量食用豆制品。

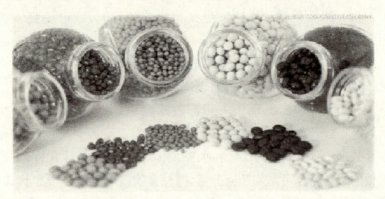

问题8：哪些食物有可能促使癌症复发?

腌制的肉类、萝卜干、香肠等食物中存在二甲基亚硝胺等致癌物质,虽然患者经过手术、放化疗等治疗后,瘤体被切除或缩小,但一些残存的肿瘤细胞仍会在这些致癌物的恶性刺激下继续畸形分裂,进而导致肿瘤复发。其中,食管癌、胃癌、结肠癌等消化系统肿瘤患者如果在治疗后仍进食熏烤及腌制食品、喝酒、吸烟,其癌症复发率会明显上升。

此外,高脂肪饮食和饮酒可明显促进乳腺癌复发。研究发现,每天食用红肉(如猪肉、羊肉)或咸肉,乳腺癌复发的风险增加1倍;每天食用黄油、人造黄油、猪油等会使乳腺癌复发的风险性提高70%。

问题9：食疗效果优于药物治疗吗?

部分肿瘤患者病急乱投医,寄希望于各种偏方、保健品、补品,希望能够有奇迹出现。实际情况是,许多食品都有一定的辅助抗癌作用,但目前还没有可靠的人体医学研究证据证实特殊菜谱、食物、维生素、矿物质、食品添加剂、草药或复方产品能延缓肿瘤进展,治愈肿瘤或预防复发。因此,抗癌治疗仍要遵循专业医师的处方,规范治疗,并且由于一些食疗偏方中的有些维生素或补剂会影响肿瘤治疗的成效,建议在使用前向医生咨询了解,不要盲目采用,至少不能影响肿瘤治疗。

问题 10：白血病患者饮食上需要忌口吗？

对于白血病患者来说,除香烟、烈酒及辛辣刺激、生冷油腻和不易消化、霉变烟熏、烤焦、不卫生的食物外,一般情况下不必忌口。白血病在本质上也是一种慢性消耗性疾病,由于疾病因素,加之化疗,病人常常出现不同程度的消化道症状,如不思饮食、腹胀、恶心、呕吐等,如果这时任意扩大忌口范围,甚至带有迷信色彩,这就进入了忌口的误区。如有的患者把鸡肉、鱼虾、兔肉等当作"发物",一口也不敢吃。其实从营养保健角度来看,所谓的"发物"基本上都是高蛋白食物,是优良蛋白质的主要来源。如果白血病患者体内蛋白质不足,就会引起免疫功能下降,直接影响病人的整体状况,等于雪上加霜,对病人没有任何益处。

当然,还要根据病情的不同阶段、有无并发症等情况来辨证地调整饮食。如病人出现浮肿、尿量减少,宜吃低盐或无盐饮食;如病人出现黄疸,可吃低脂饮食;如病人口干、舌燥、咀嚼不便,可食流质或半流质饮食;如病人有腹胀、腹泻,可食无渣、清淡流食;如病人伴有高血压、冠心病,可吃低盐、低胆固醇饮食;等等。

到目前为止,临床医生还没有发现白血病患者因吃了某些所谓的"发物"而加重病情的病例。所以,白血病患者不必忌口,而是喜欢吃什么就吃什么,因为这时补足热量与各种营养素是排在第一位的。

问题 11：白血病和淋巴瘤患者能吃鸡和鸡蛋吗？

民间有一种流传,说鸡和鸡蛋属于发物,体内有病吃鸡和鸡蛋不利于康复,甚至会引起疾病复发等,所以白血病及淋巴瘤患者忌吃鸡和鸡蛋。其实这种说法并没有科学依据。

从科学上讲,吃鸡和鸡蛋与白血病及淋巴瘤没有直接的关系。鸡肉和鸡蛋营养丰富,蛋白质含量高、脂肪含量低,含有人体必需的多种氨基酸,鸡蛋中还含有维生素A,味鲜可口,它们所含的蛋白质极易被人体消化吸收,可有效提高人体免疫力,帮助病人康复。尤其是白血病及淋巴瘤患者在放化疗后身体十分虚弱,应当吃些鸡肉和鸡蛋来补养身体,增强体质和提高抗病能力,但吃鸡时应该将鸡的颈部淋巴结去除。

问题12:癌症患者吃什么好?

癌症患者饮食营养的总原则是:高热量、高蛋白、高维生素和适量的无机盐及微量元素,饮食要新鲜、清洁、卫生,以软食为主,不吃腐烂、变质、隔夜的食物,不建议吃外面的熟食。

高热量主要来自米、面、杂粮、杂豆及含糖食品。热量满足了,就能保证机体的基本需要,将体重维持在正常水平。摄入高蛋白质食物,可保证毛发、黏膜、肌肉等在遭受化疗后的组织修复,增强机体的免疫功能。专家认为,在化疗期间,患者所需的蛋白质应比一般情况下增加25%~30%。鱼、禽、瘦肉、蛋、乳及豆制品可提供丰富的优良蛋白质,在一日三餐中可交替食用。

新鲜蔬菜、瓜果、坚果等可提供大量的维生素、无机盐及微量元素,应适当多吃,以满足机体需要。

当患者腹胀、恶心、食欲缺乏时,可少食多餐。家属尽量自己制作饭菜给患者食用,制作时可根据患者的饮食习惯,食物温度要适中,过凉、过烫均不宜。患者应充分咀嚼食物,进食速度宜慢,以利于消化。如化疗期间毒副反应较重,可吃流质或半流质饮食,如豆浆、酸奶、鸡蛋羹、鱼汤、馄饨、细面条、杏仁茶、米粥等,一日进食5~6次。如呕吐严重,可吃些体积小而含水分少的食物,如饼干、糕点、面包干、烤馒头干、煮鸡蛋、巧克力、煮水果羹等。

医生和家属都要关心体贴病人,要鼓励病人树立战胜疾病的信心,不要怕吃后吐。患者进食后万一再吐,千万不要精神紧张,做深呼吸动作,或听听音乐,或室外散散步,然后再继续进食。

为了提高生存质量,缓解病情,早日康复,在饭菜方面,多吃一口就会增加一口的营养,就能增加一分抵抗疾病的力量。

药物反应消失后可改为软食和普通饮食。总体上建议吃一些平和的食物,即不寒不热、不腻不燥,没有毒副作用,同时还具有抗癌作用的食物。如谷物类;像大米、玉米、燕麦、米糠、甘薯等;坚果油料类;像黑芝麻、白芝麻、花生、松子、核桃等;豆类;像豌豆、赤小豆、豇豆、黑豆、黄豆、毛豆、扁豆、蚕豆等;蛋类;像鸡蛋、鸽蛋、鹌鹑蛋;蔬菜类;像青菜、大白菜、卷心菜、茼蒿、扁豆、四季豆、土豆、胡萝卜、长豇豆(豆角)、山药、葫芦、芋头、菊芋、苦瓜(熟)、百合、落葵、宝塔菜、水芹、菠菜、败酱、白萝卜等;菌菇类;像石耳、香菇、竹荪、黑木耳、平菇、鸡腿蘑、海白菜、猴头菇、银耳等。

病人的饮食结构要以植物性食物为主,多样化膳食,选择富含各种粗粮、蔬菜、水果、豆类的植物性膳食,但这样做并不意味着素食,让植物性食物占饭菜的 2/3 以上,少量摄入肉类可以更好地补充蛋白。

问题13:血液病患者出现贫血时该如何进行饮食调养?

血液病患者由于疾病因素或化疗经常会出现不同程度的贫血症状,这类患者除了多注意日常休息、避免突然改变体位后发生晕厥、注意安全外,饮食调养非常重要。对贫血患者应给予高热量、高蛋白、高维生素类食物。烹调注意色、香、味,以促进患者的食欲。

建议多吃富含优质蛋白质的食物,如蛋类、乳类、鱼类、瘦肉类、虾及豆类等。

维生素 C 有参与造血、促进铁的吸收和利用的功能,因此建议多吃富含维生素 C 的食物——新鲜的水果和绿色蔬菜,如红枣、杏、橘子、桂圆、山楂、西红柿、苦瓜、青柿椒、生菜、青笋等。

建议多吃富含铁的食物,如鸡肝、猪肝、牛羊肾脏、瘦肉、蛋黄、海带、黑芝麻、芝麻酱、黑木耳、黄豆、蘑菇、红糖、油菜、芹菜等。

在医生指导下正确服用铁剂和叶酸。在服用铁剂期间，为提高机体对铁的吸收率，也为了减轻对胃肠道的不良刺激，患者应在饭后口服铁剂，并且最好借助吸管服用，以防止口腔组织变黑。

患者应避免吃花生、核桃、葵花籽、牛奶、豆腐等食物，同时还应少喝浓茶、咖啡等饮料。

 问题14：白血病患者出现恶心、呕吐甚至厌食时该如何进行营养护理？

白血病患者由于疾病的影响或药物的副作用有时会出现恶心、呕吐现象，严重影响食欲，甚至会出现厌食现象，从而造成营养摄入不足，应对其做好以下护理：

（1）注意观察患者恶心、呕吐发生的时间、频率、诱因及是否与进食有关；观察呕吐的特点及呕吐物的色、质、量；观察其伴随症状；观察病人精神状态及是否有水、电解质紊乱。

（2）当患者恶心、呕吐时，在床旁扶助，指导其缓慢深呼吸。卧床患者呕吐时头要偏向一侧，以防止呕吐物误入气管，注意保持呼吸道通畅。呕吐后用温开水漱口，擦洗面部，取舒适卧位。保持口腔清洁、无异味，以免影响食欲。

（3）做好饮食护理。提高烹饪水平，变换花色品种，注意色、香、味的结合，选择富有营养并且清淡、易消化的食物。可让患者在呕吐间隙进食，少量多餐，两餐之间可进食一些休闲小食品、粥类食物，饭后可服用一些开胃药。适当多吃薄荷类食物，忌食粗糙、辛辣食物；不仅要限制含5-羟色胺丰富的水果、蔬菜如香蕉、核桃、茄子等，还要限制含色氨酸的蛋白质的摄入量。

（4）心理护理。给予患者安慰和帮助，应用放松技术分散其注意力，减轻其紧张、焦虑、烦躁情绪，使其保持镇静，这样可以有效地帮助患者减轻或控制呕吐。

（5）环境要求。保持就餐环境舒适、清洁优美、空气新鲜，餐室、餐桌要洁净，餐具要卫生。就餐时可以放点轻音乐。

问题15：血液病患者出现口腔溃疡时该吃些什么？

血液病患者抵抗力低下，容易有口腔溃疡、牙龈破溃，甚至于咽喉部、食管都会有溃疡出现，溃疡造成的疼痛往往会让病人食不下咽。

患者除了注意保持口腔清洁、常用淡盐水漱口、戒除烟酒、生活规律、保证充足的睡眠、坚持体育锻炼外，饮食调节也非常重要，尽量吃清淡、易消化饮食，适当摄取蛋白质及维生素B、C，每日喝2000毫升以上的水以补充水分。在饮食方面具体可以这样做：

（1）多吃新鲜蔬菜和水果，可选择水分多的水果，如西瓜等。

（2）选择软质的食物，乳制品如酸奶、芝士；水果如香蕉、苹果等；五谷类如粥、面；蛋类如布丁蒸蛋；烫软的蔬菜等。烹调时要将食物煮软，以易于咀嚼。将食物切成小块，也有利于吞咽。

（3）可以使用勾芡的烹调法，既可以增味，又有利于保留营养成分。

（4）使用较多水分烹调，同时让患者注意水分的摄取，保持口腔湿润。

（5）让患者使用小汤匙吃饭。吃温度适中的食物，因为热的食物会刺激口腔内的伤口。可以持续或间断口含冰块。

（6）忌吃的食物有：橘子、葡萄柚、柠檬等水果及果汁，番茄酱或番茄汁，有刺激性或太咸的食物。

（7）避免使用含酒精的漱口水，避免吃生的及太干的食物。为避免疼痛，在进食前可局涂口腔溃疡糊，或用吸管来摄食。

案例与思考

嘴巴再痛也要吃

患者余先生,64岁,急性淋巴细胞白血病,第一次化疗粒缺期间出现严重的口腔溃疡,好几天都说嘴巴疼,不想吃东西。

床位护士小张看着他本来就瘦小的身子显得越来越小,很是心疼,中午巡视病房时发现他的饭菜放在桌子上一动没动,便亲切地问道:"余先生,您的饭菜都凉了,怎么不吃点啊?"余先生不耐烦地回答道:"我嘴巴疼,不想吃!"小张柔声地说:"您年纪大了,生病了营养也要跟得上才行,这样病才能好得更快呀。"余先生沉默不语。小张接着道:"嘴巴很疼,我们有办法:先给您拿利多卡因漱口水含漱一下,如果嘴巴张不开,我们就用吸管吸好不好?然后我再帮您涂点口腔溃疡糊,保证您不疼,然后您再吃点您爱人辛苦做的蛋羹,好吗?"余先生继续沉默以对,而此时他的肚子却不争气地咕咕叫了起来。小张微笑着说:"看看肚子都在催促您要吃饭了,我们试着吃一点点好吧?"余先生忍着痛说:"那好吧,等下一定要帮我多涂点溃疡糊,我怕疼。"小张温柔地说:"好的,一言为定!"于是小张耐心地给余先生漱了口,涂了溃疡糊,拿着吸管让余先生试着吃了一小口蛋羹,刚刚吃到嘴巴里余先生就带着哭声说:"疼疼疼,我不要吃了。"小张又柔声地说道:"您要坚强,一点疼痛我们是可以忍受的,对不对?我们相信您可以的。看看您爱人做的蛋羹多好看,她肯定也希望您快点好起来,再吃一点好不好?"或许是余先生真的饿了,或许是他想起了妻子的期盼,又或许是小张护士的温柔与耐心让他觉得温暖无比,余先生没有再说一声疼痛就吃完了一大碗蛋羹,并一脸满足地对小张说:"谢谢你呀!"

之后,余先生坚强地吃着爱人做的每一顿丰富的饭菜。

营养篇

> 他爱人经过护士的饮食指导,每天变着花样做给余先生吃,比如西红柿蛋烂糊面、荠菜豆腐肉末羹、小馄饨、苹果汁、橙汁等。医生还给余先生配了安素服用。
>
> 余先生就这样度过了最艰难的日子,终于血象恢复了正常,口腔溃疡痊愈了,体重也慢慢恢复到原来的水平,很快就出院了。

问题16:白血病患者出现腹泻时该如何调理饮食?

化疗是治疗白血病的一种常见手段,但是化疗之后不少患者都会出现腹泻等不良反应,合理调整饮食可以缓解腹泻等不良反应,那么化疗后出现腹泻时该如何调理饮食呢?

造成白血病患者腹泻的原因很多,比如化疗药的副作用、化疗后引起胃肠道黏膜炎、饮食不洁并发肠道感染等都可以导致腹泻;脾胃虚弱消化吸收功能不良的患者进食生冷、油腻食物和牛奶等不易消化的食物,都能引起腹泻。由于腹泻可造成大量胃肠分泌液损失,产生水、电解质代谢及酸碱平衡的紊乱,所以应让病人卧床休息,鼓励其饮水,吃流质或半流质等少渣食物如山药粥、鸡蛋面等,含纤维素多的蔬菜水果等不要吃,以防刺激肠蠕动使腹泻加重。忌辛辣、燥热、刺激性食物,控制高脂饮食。可适当喝一些新鲜酸奶,调节肠道菌群。

问题17:白血病患者出现便秘时该如何饮食?

1. 白血病患者发生便秘的原因

便秘是白血病患者经常出现的消化道反应,严重时需要用开塞露或人工往外抠。便秘不利于消化道的食物残渣排出,宿便会产生大量的有毒有害物质,加重患者的病情。此外,便秘也会影响食物正常通过肠道,导致进食量受限、消化吸收受影响。白血病化疗患者便秘发生的因素主要有以下几个方面:

(1)药物的副作用:化疗期间几乎均同时应用止吐药物,止吐药物极易引发便秘。长春碱类化疗药物由于神经系统的毒性也可引起便秘。

（2）饮食因素：白血病患者为了加强营养，所进食物往往过于精细，多摄入低纤维、高蛋白的食品，摄入水分又过少，不能刺激肠蠕动，加之粪便不能被充分软化，以致便秘。

（3）患者长期缺乏锻炼：化疗患者常常疲乏无力，不愿下床活动，活动减少导致肠蠕动减弱，以致便秘。

（4）进食量少：化疗患者由于食欲低下，进食量少，食物残渣相对减少，故大便量也减少。

（5）恶心呕吐：化疗时由于胃肠道反应，所进食物及水分被吐出，加之进食、水量减少，致使大便干结不易排出。

（6）精神因素的影响：化疗患者常常出现焦虑、紧张情绪，心理障碍尤其是焦虑可增加盆底肌群的紧张度，引起排便时肛门直肠矛盾运动，从而导致便秘。

（7）忽视排便信号：患者由于治疗或环境因素，当出现便意时，有时会进行克制或忍耐而不立即排便。这样久而久之会使排便反射逐渐消失，继而导致便秘。

2. 缓解或解决白血病患者便秘问题的途径

首先，我们要针对引起便秘的原因予以治疗，适当锻炼，保持乐观、积极的心态，并养成按时排便的习惯。

其次，我们可以通过日常饮食调理来改善症状，比如在饮食中补充益生菌，多吃含纤维素高的食物如芹菜、南瓜、苹果、麦麸、燕麦、绿豆、木耳、香菇等，每天饮水2000毫升以上，改善肠道内环境，促进毒素和宿便的排出等。

问题18：造血干细胞移植患者饮食方面要注意些什么？

造血干细胞移植已广泛应用于血液系统肿瘤及部分实体瘤的治疗，但是移植前的大剂量放化疗，移植物抗宿主病期的消化道反应，特殊的病房环境都会影响患者的食欲及营养的吸收，从而使患者的营养状况受到不同程度的影响，而营养状况的好坏与临床结局密切相关,因此加强移植患者的营养管理非常重要。

移植患者由于在移植前进行过超大剂量的预处理,抵抗力极其低下,容易感染,故在移植期间和移植后的饮食均应用微波炉消毒后方可食用。移植各阶段的饮食原则为:

(1) 预处理前饮食:因患者在造血干细胞期间对营养的需求量大,如果没有禁忌,预处理前应鼓励患者多进食,加强患者的营养补充。

预处理前的饮食原则:食物多样,谷类为主;多吃蔬菜、水果和薯类;常吃豆类及豆制品;经常吃适量的鱼、禽、蛋、瘦肉;清淡少盐;饮食清洁卫生;等等。

可参照中国居民膳食宝塔制备食物。

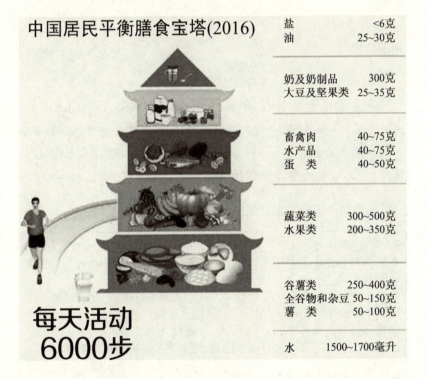

(2) 预处理开始至造血重建之前饮食:此期间患者接受大剂量的放化疗,可能会出现厌食、恶心、呕吐、腹泻、便秘等消化道症

状,此时应根据患者自身情况合理选择饮食。

(3)恢复期饮食:造血功能重建后,患者的白细胞开始上升,消化道的消化吸收功能逐渐恢复,饮食可以从流质改为半流质直到软食,每餐可少量进食一些炖烂的肉类。

恢复期的饮食原则:少量多餐,逐步加量。

(4)出净化舱病房后饮食:造血干细胞移植成功后,患者造血系统刚刚建立,各脏器功能逐渐好转,但免疫功能仍比较低下,有可能出现各种并发症。

出净化舱病房后的饮食原则:高蛋白、高维生素、含铁丰富的新鲜水果和蔬菜。

严禁暴饮暴食、酗酒、吸烟,禁食辛辣、生冷食品,按时用餐,生活规律。

知识链接

营养状况筛查量表

患者主观整体评估(Patient-Generated Subjective Global Assessment,PG-SGA)是一种广泛使用的营养状况筛查量表,该评分工具由两部分组成,第一部分由患者填写,第二部分由医护人员填写,可为后续的营养干预措施的制定提供参考依据。

第一部分　患者提供的主观整体营养状况评估表

| 1. 体重(见工作表1)
我现在的体重是____千克
我的身高是____米
1个月前我的体重是____千克
6个月前我的体重是____千克
最近2周内我的体重
□下降(1)　□无改变(0)　□增加(0)
Box 1 评分: | 2. 膳食摄入量(饭量)
与我的正常饮食相比,上个月饭量:
□无改变(0)　□大于平常(0)
□小于平常(1)
我现在的进食:
□普食但少于正常饭量(1)
□固体食物很少(2)
□流质(3) |

续表

	□ 仅为营养添加剂(4) □ 各种食物都很少(5) □ 仅依赖管饲或静脉营养(6) Box 2 评分：
3. 症状 最近2周以下问题影响我的饭量： □ 没有饮食问题(0) □ 无食欲,不想吃饭(0) □ 恶心(1)　□ 呕吐(3) □ 便秘(1)　□ 腹泻(3) □ 口腔干燥(1)　□ 口腔疼痛(2) □ 味觉异常或无(1)　□ 早饱(1) □ 食物气味干扰(1)　□ 吞咽障碍(2) □ 疼痛(3)：部位 □ 其他(1)如：情绪低落、金钱或牙齿问题 Box 3 评分：	4. 活动和功能 上个月我的总体活动情况是： □ 正常,无限制(0) □ 与平常相比稍差,但尚能正常活动(1) □ 多数事情不能胜任,但卧床或坐着的时间不超过12小时(2) □ 活动很少,一天多数时间卧床或坐着(3) □ 卧床不起,很少下床(3) Box 4 评分：
5. 疾病及其与营养需求的关系(见工作表2) 所有相关诊断(详细说明)：____ 原发疾病分期：Ⅰ　Ⅱ　Ⅲ　Ⅳ 其他 年龄：____岁　评分(B)： 6. 代谢所需量(见工作表3) 评分(C)：____ 7. 体格检查(见工作表4) 评分(D)：____	Box1~4 合计评分(A)： 总体评定(见工作表5)： A级　营养良好 B级　中度或可疑营养不良 C级　严重营养不良 PG-SGA 总评分 (评分 A+B+C+D)：

注：PG-SGA量表中的BOX 1~4由患者来完成,其中BOX 1和3的计分为每项得分的累加,BOX 2和4的计分基于患者核查所得的最高分。

第二部分 PG-SGA 评分工作表

工作表 1 体重丢失的评分(评分 Box1)

评分使用 1 月体重数据,若无此数据,则使用 6 月体重数据。使用以下分数积分,若过去 2 周内有体重丢失,则额外增加 1 分。

1 个月内体重丢失	分数	6 个月内体重丢失
10% 或更大	4	20% 或更大
5%~9%	3	10%~19.9%
3%~4.9%	2	6%~9.9%
2%~2.9%	1	2%~5.9%
0~1.9%	0	0~1.9%

工作表 2 疾病和年龄等的评分标准(评分 Box5)

分类	分数
Cancer	1
AIDS	1
肺性或心源性恶病质	1
褥疮、开放性伤口或瘘	1
创伤	1
年龄≥65 岁	1

工作表 3 代谢应激状态评分(评分 Box6)

应激状态	无(0)	轻度(1)	中度(2)	重度(3)
发热	无(0)	37.2℃~38.3℃	38.3℃~38.8℃	≥38.8℃
发热持续时间	无(0)	<72 小时	72 小时	>72 小时
糖皮质激素用量(强的松)	无(0)	<10 毫克/天	10~30 毫克/天	≥30 毫克/天

工作表4　体格检查（评分 Box7）

	无消耗	轻度消耗	中度消耗	重度消耗
脂肪				
眼窝脂肪垫	0	1+	2+	3+
三头肌皮褶厚度肋下	0	1+	2+	3+
脂肪	0	1+	2+	3+
肌肉				
颞肌	0	1+	2+	3+
肩背部	0	1+	2+	3+
胸腹部	0	1+	2+	3+
四肢	0	1+	2+	3+
体液				
踝部水肿	0	1+	2+	3+
骶部水肿	0	1+	2+	3+
腹水	0	1+	2+	3+
总体消耗的主观评估	0	1	2	3

工作表5　PG-SGA 整体评估分级

	A级营养良好	B级中度或可疑营养不良	C级严重营养不良
体重	无丢失或近期增加	1个月内丢失5%或6个月内丢失10%或不稳定或不增加	1个月内丢失>5%或6个月内丢失>10%或不稳定或不增加
营养摄入	无不足或近期明显改善	确切的摄入减少	严重摄入不足
营养相关的症状	无或近期明显改善摄入充分	存在营养相关的症状 Box 3	存在营养相关的症状 Box 3
功能	无不足或近期明显改善	中度功能减退或近期加重 Box4	重度功能减退或近期明显加重 Box4
体格检查	无消耗或慢性消耗，但近期有临床改善	轻、中度皮下脂肪和肌肉消耗	明显营养不良，如严重的皮下组织消耗、水肿

营养支持的推荐方案

参考患者的 PG-SGA 评分来确定后续的营养干预措施：

0~1分：此时不需要采用医疗措施来改善营养状况，只需定期进行营养状况评分。

2~3分：可向营养师、主治医生、护师进行相关营养知识咨询，由他们针对所存在的症状或异常的实验室检查结果采取相应的医疗措施。

4~8分：需要遵医嘱采取相应的营养干预措施和针对症状所采取的医疗措施。

≥9分：迫切需要改善症状的医疗措施和营养支持。

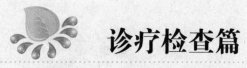

诊疗检查篇

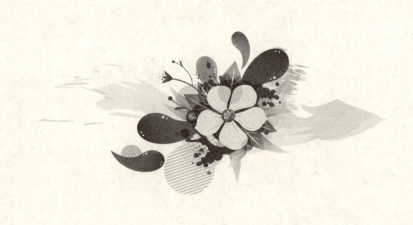

常见检查须知

问题1：什么是CT检查？

CT是一种功能齐全的病情探测仪器,它是电子计算机X线断层扫描技术的简称。

CT检查有3种方法:一是平扫,即普通扫描,为常规检查;二是增强扫描;三是造影扫描。

问题2：CT检查的适应证和禁忌证有哪些？

(1) 适应证:CT检查基本上可用于全身各个部位,尤其对密度差异大的器质性占位病变都能检查出来并做出定性诊断。

(2) 禁忌证:CT检查没有绝对的禁忌证。CT增强扫描禁用于严重心、肝、肾功能不全者,对含碘对比剂过敏者、病情严重难以配合者以及甲亢服药期、哮喘发作期患者。

问题3：CT检查有哪些注意事项？

(1) 检查前须将详细病史及各种检查结果告知CT医生,如有自己保存的X线片、磁共振片和以前的CT片等资料,也须交给CT医生以供参考。

(2) 病人在接受检查前须去除检查部位所佩戴的金属物品,包括带有金属物质的内衣、头饰、发夹、耳环、项链、玉佩、钱币、皮带和钥匙等,以防止伪影的产生。

(3) 需要做增强扫描时,要了解病人以往有无药物过敏史及有无严重的不宜使用造影剂的身心疾病等,并需要病人或家属签署知情告知同意书。

(4) 需要做增强扫描者,检查前禁食4小时。

（5）腹部扫描者，在检查前1周内不能做钡剂造影；检查前3日内不能做其他各种腹部脏器的造影（如静脉肾盂造影等）；检查前2日内不服泻药，少食水果、蔬菜、豆制品等多渣、易产气的食物。

（6）服用二甲双胍、苯乙双胍等双胍类降糖药的糖尿病患者，应在检查前48小时停用该药，并一直持续到检查后48小时，停用该药期间可咨询内分泌科医生更换其他种类的降糖药。

（7）做CT增强扫描的老年人、神志不清者，须有家人陪同。

（8）CT机属于放射线检查机器，所以有一定的辐射，但人体所受的X线很少，虽然每次检查所受的放射线比一般X线检查高，但一般不会引起损伤。当然，盲目地多次做CT检查是不好的。

（9）检查时要听从技术人员的指导，保持体位不动，配合检查进行平静呼吸、屏气，不吞口水、不眨眼睛等。

（10）增强CT检查后，嘱患者多饮水，以加速造影剂的排泄。注意观察有无恶心、打喷嚏、面部潮红、荨麻疹、胸闷气急、头晕头痛、轻度喉头水肿、心搏加快、血压下降等造影剂过敏反应。如果有，应及时给予对症处理。

（12）增强CT检查后，观察局部血管有无外渗。动态增强时，由于在狭窄的扫描床上要将造影剂稳、快、准地注射到患者血管内，穿刺难度大，稍有不慎，药液就会外渗，产生局部炎症、疼痛、水肿。一旦出现这种情况，应先停止注药，局部给予硫酸镁不间断外敷，并抬高患肢。

 问题4：什么是磁共振检查？

磁共振是处于静磁场中的原子核在另一交变电磁场作用下发生的物理现象。通常人们所说的磁共振成像指的是利用磁共振现象获取分子结构、人体内部结构信息的技术。

 问题5：磁共振检查的适应证和禁忌证分别有哪些？

1. 适应证

（1）神经系统病变，包括肿瘤、梗死、出血、变性、先天畸形、感染等。

(2) 脊髓、脊椎病变，如脊椎的肿瘤、萎缩、变性、外伤及椎间盘病变，为首选的检查方法。

(3) 关节软组织病变和骨髓、骨的无菌性坏死。

(4) 心脏大血管病变和纵隔病变。

(5) 腹部、盆腔脏器的检查。

(6) 胆道系统、泌尿系统疾病的检查。

2. 禁忌证

(1) 体内有磁铁类物质者，如装有心脏起搏器、动脉瘤等血管手术后、人工瓣膜置换术后、重要器官旁有金属异物残留等。

(2) 怀孕3个月以内的孕妇。

(3) 严重幽闭恐惧症患者。

问题6：磁共振检查的注意事项有哪些？

(1) 检查前签署磁共振检查知情同意书。

(2) 患者或其照护者在检查前要向技术人员说明以下情况：有无手术史，有无任何金属或磁性物质置入体内（包括金属节育环等），有无义齿、电子耳、义眼等，有无药物过敏史。

(3) 检查前须去除所佩戴的金属物品，如项链、耳环、手表、磁片、钥匙、腰带、手机及助听器等，以免造成人身伤害和机器损坏。

(4) 检查前用棉球将耳朵塞好，套上鞋套。

(5) 颅脑检查：患者在检查前要将活动义齿、发卡等摘下，任何活动金属物品不得带入机器房内。

(6) 颈椎、胸椎、腰骶椎检查：患者身体上无任何活动金属物品，女士要脱掉带有金属垫圈的胸罩。

(7) 胸、腹部检查：患者身体上的任何活动金属物品都须摘下，衣裤上的拉链、皮鞋等如有金属物件，也要脱掉。女士要脱掉胸罩。

(8) 肝、胆、胰、脾、肾、腹部血管检查前都须禁食、禁水（磁共振是水成像原理，腹部检查时禁食、禁水尤为重要）。

(9) 男性前列腺、女性盆腔检查：将身体上活动金属物品摘下,包括衣裤上的拉链、金属纽扣、腰带等。女性有金属避孕环者不能做此项检查。

（10）重度肾功能不全者禁忌行增强磁共振检查(造影剂通过肾脏代谢)。

（11）四肢检查：将身体上活动金属物品事先摘下,皮鞋也要脱掉。

（12）检查前要向医生提供全部病史、检查资料及所有的X线片、CT片等。

（13）磁共振检查时间较长,且病人所处的环境幽暗、噪声较大。要让患者有思想准备,嘱患者不要急躁,不要害怕,在医师的指导下保持体位不动,耐心配合。

（14）磁共振增强检查后嘱患者多饮水,以加速造影剂的排泄。

 问题7：什么是PET-CT检查?

PET(positron emission computed tomography, PET)-CT 的全称为正电子发射计算机断层扫描。它是目前最先进的医学影像技术,是目前唯一的用解剖形态方式进行功能、代谢和受体显像的技术,具有无创伤性的特点,也是目前临床上用以诊断和指导治疗肿瘤的最佳手段之一。

问题8：PET-CT检查的适应证和禁忌证有哪些?

1. 适应证

（1）肿瘤治疗。

（2）心血管疾病、冠心病诊断,心肌梗死病灶心肌活性的评估。

（3）经皮冠状动脉腔内血管成形术(PTCA)或冠状动脉旁路移植术后疗效观察。

（4）神经系统疾病。

（5）高级健康体检。

2. 禁忌证

PET-CT 检查无明显禁忌证。由于检查须平躺约 20 分钟,病情严重或疼痛不能保持静卧者不能检查;糖尿病患者须控制血糖。

问题 9：PET-CT 检查有哪些注意事项?

（1）检查前签署 PET-CT 检查知情同意书。

（2）检查当日受检者须携带本人近期的病历资料,包括临床病历、CT、MR 等影像胶片、血液化验结果、病理报告、放疗、化疗治疗摘要等。

（3）检查当日受检者禁食、禁饮含糖饮料 4~6 小时,可饮水。心肌 PET、PET-CT 检查由医生根据需要安排饮用含糖饮料。检查前 24 小时内避免剧烈运动。

（4）检查当日不要穿着带有金属拉链、纽扣、金属装饰品的衣物,如有穿着,应在检查前更换为病号服或摘去所有佩戴的金属物品及饰品。女士还应脱去带有金属垫圈的胸罩。

（5）扫描前应排空小便(必要时导尿),避免尿液污染体表、衣裤及鞋套等,以免影响图像质量。若被污染,应立即脱去被污染的衣裤或鞋套并洗手。

（6）受检者或家属应主动向接诊医务人员说明实际病情以及治疗情况,如果近期内进行过消化道钡剂、胃肠镜等造影检查,必须特别说明,以便合理安排检查时间。

（7）扫描前让受检者饮入 1 杯白开水,避免因空腹影响胃部显影。

（8）PET-CT 检查使用的是诊断剂量的放射性药物,对受检者本人及其周边人群并无健康方面的影响,但受检者如果是妊娠或哺乳期女性,须提前告知检查科室,以便得到合理的检查

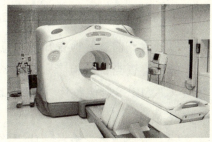

PET-CT 检查仪

指导。

（9）检查后的护理。嘱受检者脱下鞋套丢入铅桶内,将受检者带至候诊区静候,待医生通知后方可离开。嘱受检者大量饮水,以加速药物的排泄。建议受检者检查结束半小时内不要离开医院,以便医生根据需要安排延迟或增强扫描。

 问题10：什么是核素骨扫描检查?

核素骨扫描是通过放射性核素检测骨组织代谢异常的检查方法,能在CT和X线检查发现异常之前显示某些骨组织病变。

 问题11：核素骨扫描的适应证和禁忌证有哪些?

1. 适应证

（1）原发性骨肿瘤及骨肿瘤软组织和肺转移的早期诊断。

（2）检查原因不明的骨痛。

（3）选择骨骼病理组织学检查部位。

（4）制订放疗计划。

（5）对可疑肿瘤患者进行筛选。

（6）骨骼炎性病变的诊断及随访。

（7）应力性骨折、缺血性骨坏死等骨关节创伤的鉴别诊断等。

2. 禁忌证

没有绝对的禁忌证,因病情严重或疼痛而不能保持静卧者不能进行此项检查。

问题12：核素骨扫描检查有哪些注意事项?

（1）检查前签署检查知情同意书。

（2）检查当日受检者须携带本人近期的病历资料,包括临床病历、CT、MR等影像胶片,血液化验结果,病理报告,放疗、化疗治疗摘要等。

（3）检查当日受检者禁食、禁饮含糖饮料4~6小时,可饮水。

（4）检查当日受检者不要穿着带有金属拉链、纽扣、金属装饰品的衣物,如有穿着,应在检查前更换为病号服或摘去所有佩戴的金属物品及饰品。女士还应脱去带有金属垫圈的胸罩。

(5) 检查使用的是诊断剂量的放射性药物,对老年受检者本人及其周边人群并无健康方面的影响。

(6) 检查后的护理。嘱受检者脱下鞋套丢入铅桶内,将受检者带至候诊区静候,待医生通知后方可离开。嘱受检者大量饮水,以加速药物的排泄。建议受检者在检查结束半小时内不要离开医院,以便医生根据需要安排延迟或增强扫描。

问题13:什么是血管造影检查?

血管造影检查指的是数字减影血管造影(digital subtraction angiograph,DSA),是常规血管造影与电子计算机技术的有机结合。这种成像技术的关键在于通过减影方式消除了血管以外(如骨骼、软组织等)的影像,具有密度分辨率高、图像清晰的优点,可调节的数字图像便于储存、再现、远程传输,图像具备强大的后处理、进行测量的定量分析功能,同时大大减少了对比剂的用量并降低了对比剂的浓度,扩大了造影检查的范围,也开拓了一些治疗新领域。

临床实践已证明其在诊断、治疗肿瘤疾病中有着举足轻重的地位,尤其在微创性治疗层面上更是其他治疗手段所无法比拟的。

问题14:血管造影检查的适应证和禁忌证有哪些?

1. 适应证

(1) 颅内占位性病变,如颅内肿瘤、脓肿、囊肿等。其诊断灵敏度、特异性和正确性都很高,达95%~100%。

(2) 腹腔脏器肿瘤的血管检查。目前应用最广泛的是肝、肾动脉造影。

(3) 四肢血管系统的检查。DSA可以诊断四肢动脉及干支的狭窄和闭塞、动脉瘤、动脉畸形。

(4) 介入放射学的应用。在介入放射学中利用DSA的引导方式,能实时显示导管或导丝在血管内推进的情况,并清楚地观察其与血管的关系,因而能加速选择性或超选择性插管的操作,也有助于各种介入性操作,如肿瘤血管的栓塞或局部注入化学药物等。

2. 禁忌证

（1）有碘过敏史及过敏体质者。

（2）有严重肝肾功能损害者。

（3）有严重高血压及糖尿病未控制者。

（4）有明显凝血功能障碍者。

（5）水电解质紊乱者。

（6）近期有心肌梗死、严重心肌疾病、心力衰竭、心律失常者。

（7）婴幼儿及高龄者。

（8）虚弱及恶病质者。

（9）严重甲状腺功能亢进者。

（10）有严重脊柱疾病以致不能平卧者。

问题 15：血管造影检查前需要做哪些准备工作?

1. 告知患者

向患者讲解血管造影有可能发生的并发症,让他仔细阅读手术知情同意书并签字,请患者家属在授权委托书上签字。

2. 患者准备

（1）屏气训练,即深吸一口气后,停止呼吸 10～15 秒,然后缓慢呼出,这样做有利于术中数字造影时血管的图像更清晰、更准确。

（2）床上大小便训练,耐心向患者解释排尿训练的重要性,以免术后卧床、不习惯床上排便而造成尿潴留。

（3）术前一晚保证睡眠,必要时应用镇静催眠药物。

（4）术前摘掉贵重首饰、金属饰物,女性脱去文胸,排空大小便。

（5）术前禁食 4～6 小时。

（6）评估患者的心理状态,正确给予心理护理,减轻其焦虑和紧张情绪,鼓励患者相互间多沟通,请做过血管造影的患者现身说法,以增强患者的信心。

3. 物品准备

（1）嘱患者术前准备好吸管、尿壶及一包尿垫等，以备术后在病房内使用。

（2）根据医嘱准备血管造影剂及相应的器材，备好急救药品及设备等。

 问题16：血管造影检查时受检者应如何配合医务人员？

1. 医患配合

（1）受检者平卧于手术台上，双手平放身体两旁，充分显露脐水平以下、双侧大腿1/3水平以上的皮肤消毒部位，注意保暖。

（2）由于检查是局部麻醉，受检者头脑始终是清醒的，一有不适症状，可以立即告诉医生。

（3）术中为了观察血管造影的情况，需要受检者屏气，协助配合。

（4）受检者保持卧位姿势，尽量不要乱动，以防影响检查的进行。

2. 医护配合

（1）巡回护士给受检者连接心电监护仪并吸氧，记录心率、血压、呼吸及血氧饱和度，必要时建立静脉通道。

（2）协助医生穿手术衣，套无菌机器罩，铺治疗巾、洞巾，配合皮肤消毒，认真检查导管、导丝等，防止术中出现断裂脱落、漏液等。

（3）准确传递术中所需物品及药物，使用前再次检查物品材料的名称、型号、性能和有效期，确保完好无损。对术中所需药物，护士必须复述一遍药名、剂量、用法，正确无误后方可应用，并将所有药瓶保留以再次核对。

（4）护士要密切观察受检者生命体征的变化，一旦发现异常变化，立即报告医生及时处理。

问题17：血管造影检查有哪些注意事项？

（1）嘱患者造影前4~6小时禁食。

（2）检查前遵医嘱做碘过敏试验。

（3）根据情况应用镇静药，不配合的患者应全身麻醉。

（4）患者在造影术中保持静止平卧，配合医生手术。

（5）患者在造影术后保持平躺，6小时内术侧腿不能弯曲。

 问题18：如何护理血管造影检查的患者？

1．术前护理

（1）心理护理：护士要详尽地向病人介绍该治疗方法的优越性、治疗过程，以及治疗过程中有哪些不适症状及克服不适症状的方法。稳定病人情绪，给予适当的心理护理，帮助病人减轻紧张焦虑情绪。

（2）全面了解病史：查看相关检查记录，如血常规、凝血功能、肝功能、肾功能、心电图、CT等，若发现异常，应报告医生，并做好护理记录。

（3）备皮：股动脉穿刺为动脉造影的首选途径，遵医嘱为患者备皮。备皮范围是脐以下，双侧大腿1/3以上，包括会阴部。术前沐浴并更换休养服。

（4）过敏试验：术前遵医嘱做碘过敏试验。值得注意的是，即使碘剂过敏试验为阴性，在造影过程中也仍有可能出现严重反应，故应加强防范。

（5）饮食护理：指导病人术前1日进食清淡、易消化的半流食，以避免术中发生恶心、呕吐。

2．术后护理

（1）穿刺点的护理：术后回病房，平卧6小时，手术部位加压包扎，严密观察穿刺部位有无血肿、足背动脉搏动是否良好。发现患者渗血、渗液等，应立即报告医生进行处理。观察患者远端皮肤的温度、颜色等。

（2）执行医嘱：遵医嘱静脉补液，嘱病人大量饮水，以促进造影剂的排泄，减少对肾脏的损害。

（3）密切观察生命体征：重点观察体温的变化，有发热时对症处理。

诊疗检查篇

（4）心理护理：患者往往因担心术后效果而容易焦虑，加上术后有不适症状，心理压力很大。护士应多与患者沟通，了解心理状况，对症处理。

 问题19：什么是超声造影检查？

超声造影技术（ultrasound contrast agent，USCA）是指利用超声造影剂与机体组织间较大的声特性阻抗差异，人为增大含造影剂的血液与相邻组织之间的声阻抗差异，从而使获得的相关超声图像反差加大，更为清晰，这样便于诊断。

 问题20：老年人做超声造影检查有哪些适应证和禁忌证？

1. 适应证

（1）腹腔实质性脏器、小器官（甲状腺、乳腺）以及腹膜后肿瘤的定性诊断以及早期发现。

（2）血管狭窄、闭塞或血管畸形等明确诊断，以及血栓良恶性的判断。

（3）外伤性疾病明确诊断。

（4）引导和监测肝脏等实质脏器的微创介入治疗。

（5）心脏二维图像不理想、缺血性心脏病的诊断以及心脏占位病变（如肿瘤、血栓等的检测）。

2. 禁忌证

（1）有超声造影剂（Sonovue 微泡所含成分）过敏史。

（2）伴有右向左分流的心脏病患者、重度肺动脉高压患者（肺动脉压＞90毫米汞柱）、未控制的高血压和急性呼吸窘迫综合征患者。

（3）体外冲击波治疗前后24小时以内。

问题21：超声造影检查前有哪些准备工作？

（1）告知患者。术前对患者进行宣教谈话，使其了解造影检查技术以及造影检查的意义，消除紧张感。操作前请患者签署知情同意书。

(2)患者准备。屏气训练,即能做到在恰当时间停止呼吸10~15秒,然后缓慢呼出,使血管的图像更清晰准确;术前一日保证充足的睡眠,必要时应用镇静催眠药物;术前禁食4~6小时。

(3)心理准备。评估病人的心理状态,正确给予心理护理,减轻病人的焦虑和紧张情绪,鼓励病人间沟通,请做过超声造影检查的病人现身说法,增强病人的信心。

(4)物品准备。根据医嘱准备超声造影剂及相应的器材,备好急救药品及设备等。

问题22:超声造影检查有哪些注意事项?

(1)声诺维性状为白色粉末,只有在加入生理盐水振摇后方可形成微泡混悬液,摇匀后如不及时使用,由于浮力作用,气泡上升至表面,会影响造影显影效果,因此,必须保证造影剂在注入时处于混匀状态,振摇力度适中,不可用力过猛,轻微上下摇动小瓶即可。抽药后如不及时注射,应轻轻旋转抽药的注射器,使其保持混匀状态,严格防止混入空气。抽好的造影剂应在最短时间内注入受检者体内,以减少混匀药液的沉淀时间。已配制好的混悬液应在6小时内使用。肝脏病灶的造影检查,一次注射用量常规为2.4毫升,可根据患者的性别、体重、病变部位等做剂量调整,实际操作中应注意药液剂量的准确性,避免浪费。

(2)在注入造影剂后,造影医生关注的焦点在超声波的显示屏上,须密切观察造影剂的显影过程,故难以观察患者对造影剂有无不良反应。此时护理观察尤为重要,需要密切观察受检者,询问其有无不适症状,有无注射部位的疼痛、肿胀,皮肤有无烧灼感、异样感觉,有无头痛、头晕、视觉模糊、腹痛、背痛、胸痛,有无瘙痒、皮疹、红斑等。如有异常,应及时汇报、及时处理。

问题23:对于超声造影检查的患者应如何护理?

(1)造影期间观察。检查中密切观察患者的面色、心率、心律、呼吸等,一旦出现异常,应立即停用造影剂。如造影剂意外溢出血管,造成皮下气肿,应立即拔出针头,护士用手自患者注射部位周围向针眼处挤压,将气泡挤出,遗留少量气体可待其吸收消失。

（2）造影后护理。造影医生提示后护士方可停止输液,并协助患者按压静脉穿刺部位,整理输液用物,协助患者整理衣物,密切做好患者生命体征的监测,观察患者有无不良反应等,嘱患者在休息室平卧30分钟,无不适后方可离开。

问题24：什么是肝穿刺术?

肝穿刺就是肝组织活检,一般准确率在80%以上,是目前比较好的检查手段。

问题25：肝穿刺的适应证和禁忌证有哪些?

1. 适应证

（1）肝功能检查异常、病灶性质不明者。

（2）肝功能正常,但症状、体征明显者。

（3）不明原因的肝大、门脉高压或黄疸。

（4）对病毒性肝炎的病因、类型诊断,病情追踪,疗效考核及预后的判断。

（5）肝内胆汁淤积的鉴别诊断。

（6）慢性肝炎的分级。

（7）慢性肝病的鉴别诊断。

（8）肝内肿瘤的细胞学检查及进行药物治疗。

（9）对不明原因的发热进行鉴别诊断等。

2. 禁忌证

（1）用临床常规检查办法已可达到目的者。

（2）有出血倾向的患者。

（3）大量腹水或重度黄疸者。

（4）严重贫血或一般情况差者。

（5）肝昏迷者。

(6) 严重肝外阻塞性黄疸伴胆囊肿大者。

(7) 肝缩小或肝浊音界叩诊不清者。

(8) 疑为肝包虫病或肝血管瘤者。

(9) 严重心、肺、肾疾病或其他功能衰竭者。

(10) 右侧脓胸、膈下脓肿、胸腔积液或其他脏器有急性疾病的患者,穿刺处局部感染者。

(11) 严重高血压(收缩压>24千帕)者。

问题 26：肝穿刺术前的准备工作有哪些?

(1) 术前1～2天,患者须进行常规肝脏生化、血常规、凝血功能检查,胸透和腹腔超声检查。

(2) 术前1天用超声定位穿刺点。

(3) 术前1天和手术当天要肌注维生素 K_1。

(4) 术前半小时测血压、脉搏,排空小便。

问题 27：肝穿刺过程中医患应如何配合?

肝穿刺过程中患者应保持呼吸平静,医生通过穿刺针于B超选定的穿刺点穿透皮肤,进入肝实质后迅速拔针,整个过程估计需时1～2秒。

问题 28：肝穿刺术后应如何护理?

(1) 手术后卧床休息24小时,在4小时内每隔15～30分钟测量脉搏、血压一次。当患者出现脉搏增快细弱、烦躁不安、血压下降、面色苍白、出冷汗以及内出血现象时,应赶快进行紧急处理。如无变化,则改为每小时1次,共6小时,必须在保证没有任何事情的情况下方可停止检查。

(2) 多数人在穿刺后会出现局部疼痛,这时应仔细寻找原因。若为一般组织创伤性疼痛,可用止痛剂来加以控制;如果出现气胸、胸膜性休克、胆汁性腹膜炎症状,应及时去医院就诊。

问题29：肝穿刺的注意事项有哪些？

（1）严格执行无菌操作。

（2）术中受检者必须保持呼吸平静。

（3）术后受检者若有不适应，及时向医生汇报。

问题30：什么是胸腔穿刺术？

胸腔穿刺术是一种常用的诊疗技术。行胸腔穿刺术的目的是：

（1）抽取胸腔积液送检，明确其性质，协助诊断。

（2）大量胸腔积液可引起呼吸困难，胸腔穿刺可以排除胸腔内积液或气体，缓解压迫症状，避免胸膜粘连增厚。

（3）胸腔内注射药物，协助治疗。

问题31：胸腔穿刺的适应证和禁忌证有哪些？

1. 适应证

（1）胸腔积液性质不明者。

（2）胸腔大量积液或气胸者。

（3）脓胸抽脓灌洗治疗或恶性胸腔积液，需胸腔内注入药物者。

2. 禁忌证

病情危重，有严重出血倾向、大咯血，严重肺结核、肺气肿者。

问题32：胸腔穿刺前有哪些准备工作？

（1）胸腔穿刺前须向病人说明穿刺目的和术中注意事项，以取得病人的配合。

（2）协助病人反向坐于靠背椅上，双手平放于椅背上，前额伏于前臂；不能起床者可取半卧位，前臂上举抱于枕部，使肋间隙增宽。

（3）用物准备。

①胸腔穿刺盘：备无菌持物钳、无菌纱布、棉签各1包，中心静脉导管1套，胸腔穿刺包1个，无菌手套2副，孔巾1包，50毫升注射器1个，2毫升注射器1个，无菌试管4支（留送常规、生化、细

菌、病理标本,必要时加抗凝药);备胶布、透明敷料、75%乙醇、2%碘酊、弯盘(1个)、靠背椅或靠背架(1个)。

② 药品准备:2%利多卡因10毫升或按医嘱准备;治疗气胸者须准备人工气胸抽气箱;需胸腔闭式引流者准备胸腔闭式引流储液装置。

问题33:胸腔穿刺过程中医患应如何配合?

(1)穿刺部位宜取呼吸音消失的实音处,一般在肩胛角下第7~9肋间或腋中线第6~7肋间。凡包裹性积液,宜在X线透视或超声检查引导下决定穿刺部位;穿刺点用甲紫液标记。

(2)术者洗手、戴口罩及无菌手套;配合者应戴口罩并显露病人穿刺部位,打开胸腔穿刺包;术者以碘酊、乙醇消毒穿刺部位,在穿刺处辅以无菌孔巾后局部注射麻醉药,经胸壁达胸膜。

(3)术者左手食指和拇指固定穿刺部位的皮肤和肋间,右手将针尾套有橡皮管(用血管钳夹闭)的穿刺针缓慢刺入,进针时沿下位肋骨的上缘经皮后垂直缓慢刺入。当针头穿过胸腔壁层时,针尖突然感抵抗消失,然后将注射器接于橡皮管上,放开止血钳即可抽液,护士用止血钳协助固定穿刺针。术者取出注射器时,护士随时夹闭乳胶管,以防空气进入胸腔内。

(4)抽液完毕,拔出穿刺针,用碘酊棉签消毒穿刺点,上盖无菌纱布止血,并将透明无菌敷料以穿刺点为中心固定好,注明粘贴敷料的时间,嘱病人卧床休息。

问题34:胸腔穿刺后如何护理?

(1)穿刺完毕,注意观察有无胸痛、憋气等症状,特别要防止发生气胸。

(2)胸腔内注入药物者,应嘱病人卧床2~4小时,并反复转动体位,以便药液在胸腔内均匀流布,并观察注药后的反应,如有无发热、胸痛等。

(3)观察穿刺处敷料是否包扎固定,有无渗血、渗液。穿刺处敷料注明日期,观察穿刺处皮肤有无发红、破溃等。穿刺处敷料因出汗或揉蹭、卷边时,应根据情况随时更换,更换敷料时注意避免导管脱出。

(4)导管及引流瓶:置管成功后,应保持引流通畅。固定时,导管不能打折弯曲,胸腔穿刺引流时保持引流瓶处于负压状态;引流至瓶满或需要量后及时夹闭,请医生更换或封管;引流过程中,引流瓶盖应拧紧密闭,需要再次给负压时,要先将瓶子上端的塑料导管反折夹闭,引流瓶注明更换时间;经常主动巡视患者,如果发现患者置管后有不适,应随时报告医生。

(5)记录抽出液体的颜色、性质和量,及时送检标本。

 问题 35:胸腔穿刺术有哪些注意事项?

(1)严格无菌操作,避免胸腔感染。

(2)穿刺中病人应避免咳嗽及转动身体,必要时可事先服用可待因,以免穿刺过程中因咳嗽而使针头上下移动,刺破肺组织和血管。术中如发生连续咳嗽或出现头晕、胸闷、面色苍白、出汗,甚至昏厥等胸膜反应,应立即停止抽液,让病人平卧头低位。必要时遵医嘱皮下注射肾上腺素。

(3)抽液量:以诊断为目的的患者,可抽液 50~200 毫升;以减压为目的者,第 1 次抽液不超过 600 毫升,以后每次不超过 1000 毫升,并准确记录引流量。

(4)向胸腔内注入药物时,抽液完毕接上抽有药液的注射器,抽积液少许与药液混合,再行注入,以确保药液注入胸腔。注入药物后嘱病人稍活动,以使药液在胸腔内混匀。

(5)留取抽出液标本,仔细观察其性状,置入有抗凝剂的容器中,立即送检。

 问题 36:什么是腹腔穿刺术?

腹腔穿刺术是借助穿刺针直接从腹前壁刺入腹膜腔的一项诊疗技术。用于腹水的诊断、各种腹腔给药以及腹腔减压治疗。

问题 37：老年人做腹腔穿刺有哪些适应证和禁忌证？

1. 适应证

（1）诊断未明的腹部损伤、腹水，可做诊断性穿刺。

（2）大量腹水导致腹部胀痛或呼吸困难时，可穿刺放液以缓解症状。

（3）某些疾病，如腹腔感染、肿瘤、结核等可予腹腔给药治疗。

（4）行人工气腹作为诊断和治疗手段。

2. 禁忌证

（1）严重肠胀气者。

（2）既往手术或炎症腹腔内有广泛粘连者。

（3）躁动、不能合作或肝性脑病先兆者。

 问题 38：腹腔穿刺前的准备工作有哪些？

1. 健康宣教

向病人做好解释工作，消除顾虑，告知检查的目的、内容、可能发生的危险、配合方法等，取得病人同意及配合。

2. 病人准备

协助病人取半坐卧位、平卧位或侧卧位，嘱病人放松并排尿，以免刺伤膀胱。如放腹水，则先在背部垫好腹带。

3. 物品准备

（1）腹腔穿刺盘：备无菌持物钳、无菌纱布、棉签各 1 包，中心静脉导管 1 套，腹腔穿刺包 1 个，无菌手套 2 副，孔巾 1 包，50 毫升注射器 1 个，2 毫升注射器 1 个，无菌试管 4 支（留送常规、生化、细菌、病理标本，必要时加抗凝药）；备胶布、透明敷料、75% 乙醇、2% 碘酊、弯盘（1 个）、靠背椅或靠背架（1 个）。

（2）药品准备：2% 利多卡因 10 毫升或按医嘱准备。

问题 39：腹腔穿刺过程中医患应如何配合？

（1）穿刺部位多取脐与髂前上棘连线的中外 1/3 处或两髂前

上棘的中外 1/3 处。此穿刺部位不易伤及内脏和血管,也利于取液,非游离性腹水可在超声定位下穿刺。

(2)术者洗手、戴口罩及无菌手套;配合者应戴口罩并显露病人穿刺部位,打开腹腔穿刺包;术者以碘酊、乙醇消毒穿刺部位,在穿刺处辅以无菌孔巾后局部逐层麻醉,以左手固定穿刺部位的皮肤,右手持针经麻醉部位垂直刺入腹壁;针锋抵抗感突然消失提示针头已刺入腹腔。如果腹水多,即可见液体流出;积液少时,可用注射器抽吸取样。术者取出注射器时,护士随时夹闭乳胶管,以防空气进入腹腔内。

(3)抽液完毕,拔出穿刺针,用碘酊棉签消毒穿刺点,上盖无菌纱布止血,并将透明无菌敷料以穿刺点为中心固定好,注明粘贴敷料的时间。大量放液后,须束多头腹带,以防腹压骤降,引起休克。嘱病人卧床休息。

(4)术中询问患者有无头晕、恶心、心悸等症状,注意观察病人的面色、心率、血压及腹痛情况。如有出冷汗、面色苍白等表现,应立即停止放液,并做相应处理。

(5)记录抽出液体的颜色、性质和量,及时送检标本。

问题40:腹腔穿刺后如何护理?

(1)腹腔穿刺术后嘱患者平卧4小时,应经常巡视患者,询问有无不适,一旦发现病情变化,应及时报告医生,并给予对症处理。

(2)随时观察穿刺部位有无渗血、渗液情况;观察穿刺部位及周围皮肤有无发红、发痒等感染征象。如有渗液,应更换敷料,并用纱布加压或用蝶形胶布固定。

(3)加强健康宣教,嘱患者注意休息,限制钠盐摄入,配合医生的各项治疗,以达到检查或治疗的最佳效果。

问题41:腹腔穿刺的注意事项有哪些?

(1)严格按照无菌技术操作规程,防止感染。

(2)穿刺点应视病情及需要而定,急腹症时穿刺点最好选择在压痛点及肌紧张最明显的部位。

（3）勿在腹部手术瘢痕部位或肠襻明显处穿刺。

（4）少量腹水进行诊断性穿刺时，穿刺前病人宜先侧身于拟穿刺侧 3~5 分钟。对腹水量多者，在行腹腔穿刺时，穿刺针应自穿刺点附近先斜行刺入皮下，再将穿刺针在穿刺点处与腹壁成垂直方向刺入腹腔，以防腹水自穿刺点外溢。

（5）由于大量放腹水可能引起电解质紊乱、血浆蛋白大量丢失，所以除特殊情况外，一般不予大量放液。初次放液不宜超过3000毫升（如有腹水回输设备，则不在此限）。血性腹水留取标本后应停止放液。

（6）腹带不宜过紧，以免造成呼吸困难。

（7）大量放液者，应卧床休息 8~12 小时，并密切观察病情变化。

问题42：什么是纤维支气管镜检查？

支气管镜检查是指将细长的支气管镜经口或鼻置入患者的下呼吸道，即经过声门进入气管和支气管以及更远端，直接观察气管和支气管的病变，并根据病变进行相应检查和治疗的技术。

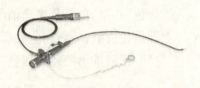

纤维支气管镜

问题43：纤维支气管镜检查的适应证和禁忌证有哪些？

1. 适应证

（1）气管、支气管腔内的病变：如支气管癌、中央型肺癌支气管壁浸润、支气管内结核、支气管淀粉样变、结节病等可以通过纤维支气管镜检查来发现病灶并进行活检。

（2）肺部弥漫性病变：肺周围型腺癌、弥漫性肺间质病变及各种炎性病变等。

（3）肺内局灶性病变：周围型肺癌、肺转移瘤、以孤立结节为表现的肺癌、结核球、炎性病变及真菌结核灶等。

（4）支气管腔外病变：一些在支气管镜直视下不能窥见或仅

表现为外压性表现的支气管腔外病变,纵隔内或仅表现为外压性表现的支气管腔外病变,如纵隔内或肺门区域病变,肿大的淋巴结、团块、结节病灶等。

2. 禁忌证

(1) 严重心、肺功能不全,呼吸衰竭,心绞痛,严重高血压及心律失常。

(2) 严重肝、肾功能不全,全身极度衰竭状态。

(3) 出凝血机制障碍者。

(4) 哮喘发作或大咯血者。

(5) 主动脉瘤有破裂危险者。

问题44:纤维支气管镜检查前的准备工作有哪些?

(1) 受检者做好心理准备,保证充足的睡眠。

(2) 检查前6小时禁食,检查前2小时禁饮。

(3) 携带近一周内心电图、血常规、凝血功能检查的结果。

(4) 携带近期胸部的影像学资料,如胸片、胸部CT等(以CT为最好)。

问题45:纤维支气管镜检查过程中医患应如何配合?

(1) 术中协助患者取仰卧位,肩部略抬高,头部摆正,略向后仰,鼻孔朝上。

(2) 患者术中避免咳嗽,在内腔镜进入声门时,嘱患者深吸气,不要紧张。

问题46:纤维支气管镜检查结束后如何护理?

(1) 患者术后休息观察半小时,方可离开检查室,术后可能出现鼻咽喉不适、疼痛、声嘶、发热、痰中带血等症状,可于短时或数日内痊愈。

(2) 术后2小时方可进食,开始以半流质为主,注意口腔卫生。

(3) 如做了活检,应注意有无气胸或活动性出血。如有变化应随时就诊,及时处理。

问题47:纤维支气管镜检查有哪些注意事项?

如果纤维支气管镜检查时间较长,咳嗽频繁或咯血,可用镇静剂、止血剂,并可应用抗生素,以预防呼吸道和肺部感染。

问题48:什么是痰细胞学检查?

痰细胞学检查是肺癌普查和诊断的一种简便、有效的方法。肺癌表面脱落的癌细胞可随痰液咳出,应连续3天留取痰液行痰细胞学检查,以增加阳性检出率。

问题49:如何留取痰标本?

采集晨间第一口痰,多用于细胞学及微生物学检查。采样前应先反复漱口,经深呼吸数次后用力咳嗽,不可吐出唾液。微生物培养取样应当在抗生素等药物治疗开始前。如已用药,则应选血液药物浓度最低时取样。

放疗常识

问题1:什么是放疗?什么是增敏化疗?什么是同期放化疗?

放射治疗简称放疗,是一种利用各种放射线,如普通 X 线、$^{60}Co\gamma$ 射线、电子直线加速器之高能 X 线或高能电子束等射线直接照射癌瘤,使癌细胞的生长受到抑制、损伤,肿瘤退化、萎缩直至死亡的一种治疗方法。

增敏化疗是指使用化疗药物提高放射敏感性,增加对放疗引起的肿瘤细胞的损伤。

同期放化疗是指在放疗的同时给予化疗。其目的:一是应用化疗药物的放射增敏作用增加对局部肿瘤的作用和化疗对远地亚临床转移病灶的杀灭作用;二是两种治疗形式在治疗的开始同时介入,对局部病变和远地亚临床转移灶均不存在治疗延迟。

问题2：哪些患者应该选择放疗？

根治性放疗首选的肿瘤为头面部皮肤癌、鼻咽癌、扁桃体癌、口咽癌。通过根治性放疗可获得满意疗效的肿瘤为口腔癌、喉癌、精原细胞癌、霍奇金淋巴瘤、宫颈癌、食管癌、肺癌。姑息性放疗适用于对放疗敏感、有远处转移的肿瘤,因肿瘤引起的症状如出血、梗阻、疼痛、神经症状等,肿瘤转移灶如脑转移、骨转移等。

问题3：放疗前需要做哪些检查？

放疗前的实验室检查包括肿瘤标志物检查、影像学检查、内镜检查、病理检查等。

问题4：放疗前患者要做哪些准备？

（1）纠正贫血、恶病质或化疗后的骨髓抑制。
（2）做好必要的物理及实验室检查。
（3）治疗伴发病及控制肿瘤区的局部感染。
（4）局部保持清洁、卫生。
（5）头颈部肿瘤患者应预先拔除患齿。
（6）对术后放疗者,除特殊情况外,一般须待伤口愈合后进行。

问题5：放疗会引起哪些不良反应？

放疗引起的不良反应分为全身反应及局部反应。

（1）全身反应：表现为头晕、乏力、失眠、纳差（食欲减退）、畏食、恶心、呕吐、腹胀、口淡乏味、骨髓抑制。

（2）局部反应：包括皮

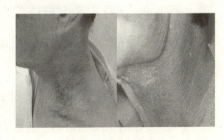

放射性皮肤损伤

肤反应、涎腺反应、放射性喉炎、放射性肺损伤、放射性食管炎、放射性肠炎、放射性脊髓炎、放射性膀胱炎、放射性脑损伤、放射性心脏反应、放射性肾炎。

问题6：什么是放疗增敏剂？

放疗增敏剂是一种化学或药物制剂。它与放疗同时应用可以改变肿瘤细胞对放疗的反应性，从而增加对肿瘤细胞的杀伤效应。

问题7：放疗的流程是怎样的？

全面体格检查→符合放疗适应证，主治医生通知→制作模具→定位 CT→制定放疗计划（病人等候放疗通知）→计划验证（对位）→携带模具和治疗单去机房→将治疗单、模具交给技术员，进行第一次放疗→以后按照相应时段每天接受放疗。

患者如有不适，应及时与主治医生联系→定期到主治医生处复诊，每周一次抽血化验血象。

问题8：放疗整个疗程一般需要多长时间？每次治疗时间多久？

放射治疗一般采用分次治疗法。

外照射通常进行常规分割照射，即每天治疗 1 次，每周 5 次，每次照射数分钟，全部疗程 4~8 周。

超分割放疗方法是：每天 2 次，分次量为 1.25~1.5Gy，上、下午照射，至少间隔 6 小时。

问题9：放疗患者需要住院吗？

放疗病人一般不需要住院。如需同期化疗或出现严重并发症等，则须住院接受治疗。

问题10：放疗期间患者要做好哪些自我护理？

（1）放疗后人会感到疲乏无力，食欲下降，甚至恶心、呕吐。不同肿瘤患者会有不同的感受。口咽、食管肿瘤会造成吞咽困难、溃疡；肺部肿瘤会造成咳嗽、气急；脑肿瘤会引起头痛等脑压高的表现；肠癌会引起腹泻等。以上均属于正常治疗过程中的不良反应，不必过分紧张，通过适当处理可避免或减少它的发生。

（2）保护照射野皮肤对预防皮肤反应至关重要。给照射野画线前先用肥皂水洗净局部皮肤，保持照射野皮肤标志的清晰，切勿洗脱照射野标志，如发现标志不清楚，应及时请主管医生描画。放疗中应保持照射野皮肤的清洁干燥，选用柔软宽大内衣，避免一切物理性刺激（冷热刺激如热敷、冰敷等）、化学性刺激（涂凡士林等难以清洗的软膏、碘酒、红药水及化妆品，洗澡时用肥皂等）和机械性刺激（贴胶布，穿粗布衣服，局部皮肤搔抓，皮肤脱屑用手撕剥），以防蜂窝组织炎。夏天外出时，照射野皮肤要避免阳光直接暴晒等。

（3）饮食要多进优质蛋白质、多维生素、易消化的饮食，多吃新鲜的蔬菜水果，饮食调配应注意色、香、味，少食多餐，禁烟酒，忌食煎炒、油炸、坚硬、辛辣和刺激性食物。行腹腔或盆腔放疗的病人，应避免进食高维生素、易产气的食物。应多饮水，每天 2000～3000 毫升，以增加尿量，将释放的毒素排出体外，减轻全身反应。

（4）定期检查血象。放疗期间可能会有白细胞下降、血小板减少，并对机体免疫功能造成一定影响，因此，要定期检查血象，每 1～2 周一次，注意血象的变化，并注意有无发热现象。一般体温超过 38.5℃时应暂停放疗，汇报主管医生给予相应处理。如发现白细胞计数低于 3.0×10^9/升或血小板计数低于 5.0×10^9/升，应暂停放射治疗。

（5）胸部、腹部放疗时的状态与定位时的状态应一致，如胸部定位时憋气，放疗时也应憋气；如腹部定位时膀胱充盈，放疗时也应膀胱充盈。

问题 11：放疗期间饮食上有哪些注意事项？

放疗病人应进食清热解毒、滋阴生津的食物，如藕汁、梨汁、萝卜汁、绿豆汤、冬瓜汤、芦根汤、西瓜、南瓜、丝瓜、海带、菱角等；多吃一些鱼、肉、奶、蜂蜜、新鲜蔬菜、水果等。忌食热性食物，如狗肉、羊肉、兔肉、黄鱼、螃蟹、橘子、荔枝、龙眼等；忌食辛辣香燥等刺激性食物，如胡椒、葱、蒜、韭菜、鸡等。

 问题12：放疗期间真的不可以洗澡吗？

放疗期间可以洗澡，但禁用碱性的肥皂和沐浴露以及用热水擦洗照射区皮肤，清洁皮肤时只需用清水轻轻擦洗即可。

 问题13：放疗病人如何进行康复锻炼？

1. 面颈部放疗病人

颞颌关节及其周围组织在放疗损伤后会发生纤维化、关节僵硬而导致张口困难，甚至无法进食，通过张口锻炼可以改善张口功能。可进行局部按摩，改善血液循环，促进组织软化。另外，上下齿相互叩击可锻炼咀嚼肌，有助于改善颞颌关节粘连。为预防颈部肌肉纤维化，可做颈前后左右的缓慢旋转运动，按摩颞颌关节和颈部。进行张口和转颈锻炼应持之以恒，每天累计做200～300次，半途而废则影响疗效。

2. 乳癌放疗病人

（1）摆动运动：坐位或立位，身体前倾，患侧上肢自然下垂，做向前、后、内、外方向的摆动，做内收活动时，使患侧上肢的摆动超过身体中线。

（2）耸肩旋肩运动：坐位或立位，缓慢耸肩，使肩上提至耳朵水平，然后下降，再使肩在水平面上做缓慢的内旋和外旋活动。

（3）双臂上举运动：立位，双手握紧，伸肘缓慢上举过头，达到尽可能的高度后缓慢放下。

（4）爬墙运动：立位，面壁，足趾离墙约30厘米，双手指尖抵墙面，缓慢向上爬，双臂保持平行，连续数次；然后改为侧立，使患侧肩对墙壁，肩外展，手指尖抵墙面，缓慢向上爬，连续数次。

（5）扩枕展翅运动：坐位，双手十指交叉，上举至额部，然后移至后枕部，将双肘移向前方，再分开移向耳部，然后将交叉的双手举至头上，再降回至始位。

3. 胸部放疗病人

可先进行胸部深呼吸,之后再逐渐过渡到吹瓶子、吹气球等有阻力的呼吸运动训练,以使肺部充分扩张,防止肺萎缩,恢复肺活量,防止胸膜粘连。

4. 盆腔放疗病人

可做缩肛运动,以提高盆底肌肉的张力。

问题 14：放疗结束后有哪些注意事项？

因受照区皮肤在放疗结束多年后仍可发生放射性溃疡,故在放疗结束后应注意照射区皮肤的保护,避免摩擦和强烈的理化刺激。

口腔受照射后 3~4 年内不能拔牙,特别是当出现放射性龋齿在茎部断裂时,牙根亦不能拔除,平时可用含氟类牙膏预防,出现炎症时予以止痛消炎。

加强照射区的功能锻炼,如头颈部肿瘤患者在放疗后练习张口,乳腺癌患者在放疗后进行抬臂锻炼等。

对脊髓或重要脏器受照射后的远期反应进行观察和处理。

需要配合化疗的可择时进行。

问题 15：放疗结束后多长时间复查？

放疗结束后应坚持随访制度和疗效总结。3 个月以内,每月随访检查 1 次；3 个月后至 2 年内,每 3 个月 1 次；2 年至 5 年内,每半年 1 次。如有病情变化,应及时就诊。

问题 16：放疗结束后可以上班吗？

根据病人具体情况,一般在放疗结束后 3 个月至半年可以考虑从事轻工作。在康复过程中要根据自身的体力来安排适当的工作,以不劳累为原则。

案例与思考

放疗的护理太重要了

患者吴老,中学退休教师,因回缩性血涕半年,被诊断为鼻咽癌,已行鼻咽病灶处及双侧淋巴引流区放疗18次,在老伴的陪同下来院就诊,医生询问病史及简单体检后收住入院。

王护士拿了套病员服热情地将患者带至病床边,并做了自我介绍,然后关切地问道:"吴老,您现在有什么不舒服呀?"吴老叹了口气,无精打采地说:"我做了18次放疗后,喉咙一天比一天痛,咽东西都不好咽,这几天都不能吃米饭了,只能喝点粥。"王护士让吴老张口,检查了吴老的口腔情况,吴老咽喉部充血红肿,有片状白斑附着,舌苔厚腻,两侧颊黏膜有散在溃疡。王护士又问道:"您平时口腔卫生工作是怎么做的?"吴老说:"我很注意口腔卫生,听医生说有吸烟史的病人口腔反应会严重些,可我不抽烟不喝酒,口腔反应为啥还这么重?"说着就让老伴从包里拿出了一瓶漱口水,"这是儿子托人从国外带回来的,我早晚和吃过东西后都拿漱口水漱口的。"王护士接着问:"那您刷牙吗?"吴老说:"用漱口水漱了口还要刷牙吗?"王护士耐心地解释道:"用漱口水漱口不能代替刷牙,您可以选择软毛牙刷在晨起和临睡前刷牙,把牙缝中的食物碎屑刷洗掉,进食后用漱口水漱口,保持口腔清洁。吃东西的话,可以选择稀粥、烂糊面、炖蛋等半流质,温度不要过冷或过热。您还有什么不舒服吗?"吴老抱怨道:"平时我很注重形象的。你看,今天我来看病还穿了西装打了领带,放疗把我面部和颈部的皮肤都照黑了,我都不敢出门了,还有紧绷感和瘙痒感,真的很痛苦。"吴老一边说一边还用手不停地搔抓着面部的皮肤。王护士继续解释道:"我能明白您的感受,确实不好受。放疗期间应保持照射野皮肤的清洁干燥,可用温水轻轻沾洗,避免摩擦,您可以外涂比亚芬等皮肤防护剂,选用棉质、宽松的软领上衣,局部皮肤要避免搔抓,皮肤脱屑不能用手撕剥,夏天外出时,照射野皮肤要避免阳光直接暴晒等,我给您带来了病员服,它是棉质软领的,待会您就换上吧。等放疗结束后,照射野皮肤的色素沉着会慢慢消退的,不会影响您的外貌的。"吴老听了点了点头,说:"非常感谢你的讲解,看来我有很多地方做得不到位,我马上就把衣服换掉。"他还让老伴去买了软毛牙刷。

在医生和护士的精心治疗和护理下,吴老顺利地完成了33次放疗。

化疗常识

 问题1:什么叫化疗?

化疗是化学药物治疗的简称,即应用抗肿瘤化学药物,通过一定的途径如静脉注射、口服等,让患者接受某种或某几种对肿瘤细胞有杀伤或杀灭作用的化学药物,以达到使肿瘤体积缩小或消失,肿瘤所致临床症状缓解,延长患者生命为目的的一种治疗方式。它是一种全身性治疗手段,对原发灶、转移灶和亚临床转移灶均有治疗作用。

 问题2:肿瘤化疗的目的是什么?

肿瘤化疗的作用取决于患者的一般情况和病理类型及其病情进展,采用肿瘤化疗可以达到以下几种治疗目的。

(1)治愈肿瘤:如检查发现没有癌细胞存在的证据,就认为是治愈了。

（2）控制癌症：通过治疗使癌细胞缓慢生长，不向他处扩散，以及杀灭原发肿瘤播散到其他部位的癌细胞。

（3）减轻癌症所造成的症状（姑息治疗）：减轻像疼痛这类症状，提高患者生活质量。

问题3：化疗的疗程或周期是什么意思？是怎么计算的？

肿瘤患者一般3周或2周行一次化疗，我们称为一个化疗周期，个别时候是每周给药方案。药物的剂量强度（即总给药剂量）是以4周为单位计算的。在姑息化疗时每2~3周期要进行一次全面检查，评价是否有效，再决定患者继续原方案化疗或换方案。术后辅助化疗没有判效之说，评价辅助化疗的效果就是1年内无肿瘤复发转移。

化疗间隔时间是根据化疗药代动力学和肿瘤细胞周期设计的，但不是绝对的，要考虑毒性和患者身体状况，一般不能提前，但可以推后。

问题4：医生一般通过哪些指标来判断患者对化疗能否耐受？

（1）机体活动状态评价。活动状态是从患者的体力来了解一般健康状况和对治疗耐受能力的指标。国际常用的有Karnofsky（KPS）评分表，如果KPS评分在40%以下，则治疗反应常不佳，且往往难以耐受化疗反应。

KPS评分：100　一切正常，无不适或病征。
　　　　　90　能进行正常工作，有轻微病征。
　　　　　80　勉强可进行正常活动，有一些症状或体征。
　　　　　70　生活可自理，但不能维持正常活动或工作。
　　　　　60　偶尔需要扶助，但大多数时间可自理。
　　　　　50　常需要人帮助或医疗护理。
　　　　　40　生活不能自理，需要特别护理和帮助。
　　　　　30　生活严重不能自理，须住院，但无死亡危险。
　　　　　20　病重，须住院积极支持治疗。

  10 病危,临近死亡。
  0 死亡。
(2)评估心脏、肝肾功能、骨髓储备情况。
(3)无化疗禁忌。老年人化疗的禁忌主要有以下方面:
① 合并严重全身疾病或严重器官功能衰竭者。
② 癌症未获病理学或细胞学确诊者。
③ 各脏器及骨髓化疗指标的禁忌证。

 问题5:怎样判断化疗的效果?

世界卫生组织肿瘤化疗的评价标准为:

1．CR(完全缓解)

所有可见病灶均消失,并在至少4周后复测证实。

2．PR(部分缓解)

(1)双径可测病灶:各病灶最大两垂直径之乘积总和减少50%以上,并在4周后复测证实。

(2)单径可测病灶:各病灶最大径之和减少50%以上,并在4周后复测证实。

3．NC(疾病稳定)

(1)双径可测病灶:各病灶最大两垂直径之乘积总和增大25%以下或者减少50%以下,并在4周后复测证实。

(2)单径可测病灶:各病灶最大径之和增大25%以下或者减少50%以下,并在4周后复测证实。判定NC,必须经6周以上的治疗,必须无新病灶出现。

4．PD(疾病进展)

(1)至少有一个病灶,双径乘积或单径(在单径可测病灶)增大25%以上,或出现新病灶。

(2)新出现胸腹水,且细胞呈阳性,亦判定为PD,而新出现病理性骨折或骨折压缩,不一定是PD。判定PD,如在6周以内出现的进展,则称为"早期进展"。

(3)脑转移的出现。如新出现脑转移病变,即使其他部位病灶有所消退，也应认为是疾病进展的表现。

辅助治疗的病例一般缺乏近期疗效评价指标，因此评价疗效必须随访确定生存时间。对于晚期肿瘤患者，反映疗效的指标包括患者的症状、肿瘤缩小情况、血清肿瘤标志物的变化、生存期等。其中近期疗效指标与本阶段治疗方案调整的关系最为密切，常根据肿瘤大小和血清肿瘤标志物的变化综合判断。一般在2~3周期化疗后进行疗效评价，CR或PR者至少在4周后进行疗效确认。对于晚期患者的姑息性治疗，只要未进展就可维持原方案，但对于可治愈性疾病，如果一定周期未达CR，则须更改化疗方案。

问题6：化疗的全身不良反应主要有哪些？

（1）胃肠道反应：主要表现为恶心、呕吐、口腔黏膜炎、腹泻等。

（2）骨髓抑制：化疗后通常会出现白细胞减少，尤其是粒细胞下降，血小板和红细胞也不同程度地受到影响。严重的骨髓抑制易继发感染，常见的有肺炎、败血症、腹膜炎。

（3）泌尿系统毒性：主要表现为肾毒性、出血性膀胱炎等。

（4）肝毒性：主要表现为乏力、食欲减退、恶心、呕吐、肝大，血清转氨酶及胆红素升高，严重者出现黄疸甚至急性肝炎。

（5）心血管系统反应：轻者可没有症状，仅心电图为心动过速、非特异性ST-T段改变、QRS电压降低。重症表现为心悸、气促、心前区疼痛、呼吸困难，如心绞痛、心肌炎、心包炎，甚至心力衰竭、心肌梗死。

（6）肺毒性：主要表现为肺纤维化或间质性肺炎，具体症状为干咳、乏力、胸痛、发热，偶见咯血等。

（7）神经系统毒性：常见药物有长春新碱、5-FU、顺铂、奥沙利铂等。引起外周神经病变，表现为肢体远端麻木，常呈对称性，停药后恢复缓慢；影响自主神经系统，可引起便秘、腹胀甚至麻痹性肠梗阻、膀胱无力。顺铂可引起耳鸣、听力减退。

（8）变态反应：临床表现多数为Ⅰ型变态反应，表现为支气管痉挛性呼吸困难、荨麻疹和低血压。

(9) 皮肤毒性反应：皮肤反应主要为皮疹、皮肤干燥、指甲变脆、手足综合征、局部或全身皮肤色素沉着、甲床色素沉着、皮肤角化和增厚等。

问题7：化疗当天如何安排饮食才能减轻化疗引起的消化道反应？

由于化疗药物在杀伤肿瘤细胞的同时会使正常细胞受到一定损害，产生相应的毒副反应，因此在化疗期间，患者宜补充高蛋白质食品，如奶类、瘦肉、鱼等；如出现食欲缺乏、消化不良，可增加健脾开胃食品，如山楂、萝卜、陈皮等。

化疗用药当天，把早饭提前、晚饭拖后，拉开反应时间，可避免或减轻恶心、呕吐等消化道反应。

另外，根据胃完全排空需要4～6小时的特点，化疗患者采取早餐进清淡食物，量取平时的1/2，3～4小时后进行化疗，可有效减轻化疗所致呕吐症状。

问题8：化疗期间为什么要增加饮水量？每天饮水量至少需要多少？

大多数抗肿瘤药物进入人体内是先由肝脏代谢，然后再由肾脏排出，大剂量应用时，可损害肾小管，使细胞空泡化、上皮脱落、管腔扩张，出现透明管型，血中尿素氮和肌酐升高而出现肾毒性。因此，化疗期间不仅需补液，同时还要增加患者饮水量，以加快药物及代谢产物的排出，减轻对肾脏的损害。一般来说，每天的饮水量至少需要2500毫升，应用大剂量化疗药物时，每天饮水量应大于5000毫升。

问题9：化疗期间的尿量每天应保持多少为宜？

因为大多数抗肿瘤药物是由肾脏排出的，因此，化疗期间每天尿量的多少也是衡量肾功能以及化疗药物肾脏毒性的一个指标。一般来说，化疗期间的尿量每天至少应保持在2000～3000毫升。

问题10：什么是肿瘤分子靶向治疗？肿瘤分子靶向治疗药物包括哪些种类？

肿瘤分子靶向治疗是指在药物基因组学、肿瘤分子生物学的基础上，针对肿瘤组织或肿瘤细胞的特异性（或相对特异性）结构分子，及可能导致细胞发生恶性生物学行为改变的环节，通过某些能与靶分子特异性作用的靶向药物，从分子水平逆转肿瘤细胞的恶性生物学行为，使肿瘤细胞增殖和新生血管受到抑制，或通过诱导凋亡、克服化疗耐药和放射抗拒等机制，发挥抗肿瘤效应，而不会波及或很少波及正常组织细胞的一种生物治疗模式。

目前常用的靶向治疗药物包括：

（1）单克隆抗体类，如利妥西单抗（美罗华）、曲妥珠单抗（赫塞汀）、西妥昔单抗（爱必妥）等。

（2）酪氨酸激酶抑制剂（TK1），如吉非替尼（易瑞沙）、厄洛替尼（特罗凯）、伊马替尼（格列卫）。

（3）多靶点靶向药物，如索拉非尼（多吉美）、舒尼替尼（索坦）、拉帕替尼等。

 问题11：分子靶向药物的常见不良反应有哪些？如何处理？

（1）皮肤不良反应：皮肤毒性是表皮生长因子受体（EGFR）抑制剂最常见的不良反应之一，发生率为79%~88%，多表现为痤疮样皮疹、皮肤干燥瘙痒或甲沟炎。多组临床研究已经证实，皮疹的出现及其严重程度可能是EGFR酪氨酸激酶抑制剂（TKIs）临床获益的标志。

处理：针对皮肤不良反应的推荐治疗包括皮质激素、四环素、甲硝唑和皮肤保湿剂。

（2）血栓：血栓较为少见但却是十分严重的不良反应，包括深静脉血栓、肺栓塞、门静脉血栓。贝伐单抗相关的血栓事件多发生于胃癌。

处理：预防性使用华法林或其他抗凝药物可能会减少贝伐单抗相关的血栓事件，但是也增加了出血的风险。

（3）高血压：高血压是血管内皮生长因子（VEGF）抑制剂常见的不良反应。

处理：

① 治疗开始前以及治疗中定期监测血压情况。既往有高血压病史且血压控制不稳定的患者，不应进行抗血管生成药物的治疗。

② 应用抗血管生成药物后新发的高血压病人可以使用钙离子拮抗剂控制血压。

③ 血压控制稳定的病人如果在接受抗血管生成药物治疗后出现血压升高，应考虑原有降压药加量或加用另一种降压药物。

④ 如果口服降压药无法控制高血压，则应终止抗血管生成药物的使用。

（4）心脏毒性：靶向药物导致的心脏毒性主要包括 Q-T 间期延长、心肌缺血、心肌梗死、左心室功能障碍、左室射分数（LVEF）下降、慢性心力衰竭等。心脏毒性是曲妥珠单抗最主要的不良反应，且与化疗联合时，心脏毒性的发生率明显升高。

处理：在接受治疗期间，必须监测心电图、左心室射血分数（LVEF）及心肌损伤标志物，必要时给予营养心肌药物。

（5）出血：单抗类药物（如贝伐单抗）以及小分子酪氨酸激酶抑制剂（如索拉非尼、舒尼替尼）对血管内皮生长因子/血管内皮生长因子受体（VEGF/VEGFR）活性的抑制作用会导致出血。

处理：所有接受血管内皮生长因子（VEGF）抑制剂的病人都应该监测凝血功能，以尽早发现出血倾向，监测周期取决于药物的半衰期，单抗类药物应在治疗后 2～3 周，而 TKIs 至少应在治疗后 1 周即开始监测。

（6）伤口愈合延迟：伤口新生血管的测定结果表明，抗血管内皮生长因子(VEGF)药物会导致伤口愈合的延迟。

处理:抗血管内皮生长因子(VEGF)治疗中的病人如需进行手术治疗,应在手术前、后终止抗血管内皮生长因子(VEGF)治疗。

(7)胃肠道穿孔:在贝伐单抗治疗结直肠癌的临床试验中曾有胃肠道穿孔的报告,穿孔部位包括胃、小肠或结肠,发生率为1.5%。

处理:胃肠穿孔虽然少见,却可能危及生命,因此一旦出现穿孔迹象,应立即终止抗血管生成药物的治疗。

(8)手足综合征:酪氨酸激酶抑制剂类药物(MTKIs)会导致手足综合征,即肢端特别是手掌或足底的红斑、红肿、疼痛等症状。常出现在治疗开始后的前6周。

处理:应尽量减少对手足皮肤的刺激和摩擦,包括温度的变化、不合适的鞋或手套以及过度的运动和体力劳动等。一旦出现手足综合征,减量或停药是目前唯一被证实有效的处理措施。

(9)黏膜炎:是靶向治疗常见的不良反应之一,口腔黏膜炎的症状包括疼痛、吞咽困难、发音障碍等,胃肠道黏膜炎常常表现为腹痛、腹胀或腹泻等症状。

处理:黏膜炎通常出现在治疗开始后的7~10天,在没有合并细菌、病毒或真菌感染的情况下具有自限性,通常2~4周后可自行缓解。保持口腔清洁以及避免食物的冷热刺激有助于预防黏膜炎。

(10)腹泻:酪氨酸激酶抑制剂类药物(TKIs/MTKIs)相关的腹泻发生率较高。

处理:

① 减轻症状、补液、纠正水电解质及酸碱失衡,必要时可使用抗生素治疗,特别是在合并重度粒细胞减少的情况下。

② 同时评估是否合并了其他危险因素,例如有导泻作用的食物、胃肠动力药物、大便软化剂等,治疗中应首先去除上述诱因。

③ 去除诱因后,经过静脉补液、抗生素等治疗后仍持续存在

的腹泻,需要进行酪氨酸激酶抑制剂类药物(TKIs)剂量调整、中断或终止治疗。

(11) 蛋白尿:关于蛋白尿产生机制的假设认为,血管内皮生长因子(VEGF)信号传导通路调节肾小球血管通透性,抑制血管内皮生长因子(VEGF)可能导致肾小球内皮细胞和上皮细胞的破坏,从而产生蛋白尿。

处理:

① 接受贝伐单抗或其他 VEGF 抑制剂治疗的病人必须密切监测尿蛋白,一旦出现 4 度蛋白尿,必须立即终止治疗。

② 出现蛋白尿的病人接受血管紧张素转化酶抑制剂(ACEI)治疗可能获益。

③ 对于 24 小时尿蛋白定量 >1 克的病人,血压最好控制在 125/75 毫米汞柱以下。

(12) 可逆性后脑白质病综合征:临床表现各异,包括头痛、意识障碍、视觉障碍或癫痫发作等。影像学表现为脑白质区广泛的血管源性水肿,多位于顶叶或枕叶。

处理:一旦出现,应立即停用 VEGF 抑制剂,并给予降压等对症治疗。正确处理后,临床症状即可缓解,没有明显的神经系统后遗效应。

(13) 间质性肺炎:是 EGFR TKIs 致命性的不良反应。

处理:

① 停用可疑药物,吸氧,全身应用激素。

② 支持治疗包括机械通气,采用低潮气量的通气模式,限制输液。

  问题 12:分子靶向药物治疗期间出现哪些情况需要停药或暂时停药?

分子靶向药物治疗所致的不良反应大多较轻微,患者一般可耐受,或予对症处理后可减轻,无须减量。若患者出现较为明显的不适症状,对症处理后仍无法减轻,可予靶向药物减量处理。当出现明显较为严重的不良反应时,应立即停止靶向药物治疗,积极处理不良反应。当不良反应症状缓解,预计患者能从靶向药物治疗中获益时,可重新给予该药治疗,但开始治疗剂量应适当减少。但如果出现一些危及生命的严重不良反应,如消化道穿孔、出血、血栓形成等,则不建议再次使用原靶向药物治疗。

问题13:肿瘤治疗期结束,随访复查的内容和时间是怎样的?

肿瘤化疗后虽然可以有效清除患者体内的癌细胞,控制患者病情的发展,但仍然存在复发转移的隐患,因此,要做好随访复查工作。

(1)化疗后5年内,通常每季度做一次肿瘤标志物的血液学检查,每半年做一次全身CT检查。

(2)化疗满5年后,通常应该每半年做一次肿瘤标志物的血液学检查,每年做一次全身CT检查。

知识链接:针灸治疗化疗相关性恶心呕吐

化疗相关性恶心呕吐是由于患者接受化疗引起的,中医理论认为,寒、热、燥、湿或内生邪气均可作用于人体脏腑,引起呕吐;化疗药物具有不同的寒热燥湿属性,同时亦会引起脾胃损害,脾胃受损,中焦健运失司,胃气上逆,引起呕吐。研究证实,对发生化疗相关性恶心呕吐的患者进行针灸治疗,可以很好地缓解这一症状。

值得注意的是,实施针刺治疗者必须经过严格、系统的培训,患者不能自行实施这项措施,同时在施治过程中还应注意对不良反应进行观察。

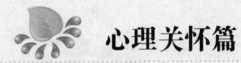
心理关怀篇

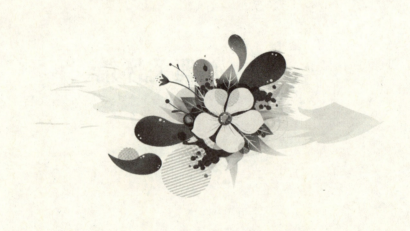

心理关怀篇

癌症对人类日常生活、社交甚至生命的严重影响,抗癌治疗过程中面临的种种痛苦以及癌症本身的难治愈性,使得人们往往"谈癌色变"。由于不同人群所处的生活环境、经济条件、教育背景等方面因素的差异,当他们亲身经历癌症时所表现出的心理反应也必然存在着一定的差异,一般情况下包括6个阶段:体验期、怀疑期、恐惧期、幻想期、绝望期、平静期。

体验期——"诊断休克"

 问题1:体验期常见的心理反应有哪些?

绝大多数患者在被告知自己患癌症时,往往会感到大脑一片空白,甚至出现思维麻木,好像听不到医生在说什么,感觉自己和周围的一切都隔绝了,即出现了"诊断休克"。体验期持续时间一般比较短暂,可持续数小时或数日。此期患者不会找人倾诉内心的感受和痛苦,往往将自己封闭起来,拒绝他人的帮助。

 问题2:是否告知患者这个"坏消息"?

确诊癌症后,是否告知患者、告知病情的多少,一直是备受争议的话题。由谁告知、如何告知这个"坏消息"在实际的操作中也是见仁见智。患者对疾病相关信息的知情,应包括疾病的诊断、可能的病因、严重程度、治疗方法及其风险、预后、治疗费用等方面的信息。国外医疗机构非常重视癌症患者对疾病的知情权,并构建了"如何告知坏消息"的指南,国内更注重患者家属的知情权,这可能与国内外的文化差异有关。国内将是否告知患者疾病信息的决定权交给患者家属,由家属来决定患者是否需要了解相关信息以及了解的程度。这样做的原因可能是考虑到家属更加了解患者的承受能力。但随着肿瘤相关知识的普及以及信息获取手段的多元化(如网络的普及、手机 APP 终端信息的推送),人们对肿瘤临床表现的认知已经达到一个新高度,尤其是具有一定学历教育背景的人,当他们高度怀疑自己患癌症时,会通过一些信息手段去验证,此时如果再一味地隐瞒,会造成其对疾病严重程度的猜疑,可能会加重其焦虑、抑郁的情绪,反而不利于疾病的治疗和康复。因此在疾病确诊后,应充分考虑到患者的心理承受能力,决定是否告知患者。在告知过程中,告知者应注意自己的面部表情(应镇静、温和)和肢体语言;而且应在告知患者疾病信息的同时,告知目前的治疗方案及其效果,向患者传递积极的信息,帮助患者顺利度过这个时期。

怀疑期——"他们搞错了"

 问题1:患者在怀疑期的常见心理反应有哪些?

处于怀疑期的患者会极力否认自己已经罹患癌症这个事实,认为这是误诊,会寻求到自己认为更高级别或更可靠的医院去"确诊",有的患者甚至不远万里去国外寻求医生"误诊"的证据,甚至以患者家属的身份找医生咨询,以获得更为准确、真实的信息。

患者否认自己患病的这种心理反应是一种正常的、保护性、防御性的反应,可在一定程度上缓解患者对现状的恐惧程度,并能缓解其痛苦的体验,让患者能获得一个"缓冲",从而逐步接受患病的现实。

 问题2:如何让患者接受这个"坏消息"?

处于怀疑期的患者并不认为自己的上述行为是在回避患病这个事实,家属也不要急于让患者接受这个现实,而是应该鼓励患者尽可能地倾诉自己心中的感受和想法,对于患者急于证实"误诊"

的这个心情表示理解,予以适当的支持,并给予适当的引导,比如对患者说目前肿瘤已经有很多有效的治疗方法而且效果不错。在此过程中,应充分考虑到患者的感受,在多次说服无效的情况下,还应该保持足够的耐心,切忌简单粗暴地说教,必要时可寻求专业人员的帮助,防止患者心理落差太大,觉得大家都不相信他/她,大家联合起来给他/她弄个肿瘤诊断谋害他/她,甚至有的患者因此而产生自杀的念头。

恐惧期——"这个病治不好怎么办"

问题1:患者在恐惧期的常见心理反应有哪些?

当患者接受自己罹患癌症这个事实后,会产生恐惧,包括对死亡的恐惧、对离开家人朋友的恐惧、对抗肿瘤治疗副作用的恐惧(如疼痛、恶心呕吐、脱发等)、对身体即将缺损的恐惧(如乳腺癌患者对乳房切除术后身体缺损的恐惧)。患者可能会表现为恐慌、哭泣、容易激怒,终日惶惶不安。

问题2:如何引导患者的正向情绪?

人们普遍认为患癌症意味着死亡即将来临,因而多数患者在确认自己患癌症后会产生消极、悲观、自暴自弃的情绪,感觉就像世界末日到了。认知学派认为,客观事物本身并不直接导致情绪波动,它只是导致人们对事物产生相应的认知、评价,而主观的认知、评价才是导致相关情绪的根本原因。因此应帮助肿瘤患者进行认知重建,让他/她获悉正确的关于癌症方面的知识,认识到癌症并不等于死亡,了解目前抗肿瘤治疗的方法及其效果,了解自己所患疾病的分期、严重程度、可以采取的干预方案等,帮助患者对自己的健康状态重建控制感,感到自己才是生命的主人,使得患者在精神领域、认知水平上对其疾病和治疗过程有进一步的了解,从而对后续的抗肿瘤治疗过程充满信心,减轻之前存在的恐慌和焦虑情绪。

可以让患者通过参加讲座、阅读相关资料手册、登陆抗癌网站等形式学习抗癌、防癌的知识,也可以通过咨询相关专家获取疾病治疗的相关信息,从而帮助患者重建疾病认知。

除此之外,家属还可以陪同患者参加医疗机构提供的其他专业指导,如肌肉放松训练、音乐疗法、希望疗法、指导性冥想、尊严治疗等行为认知疗法。

医护人员在和患者沟通的过程中,可适当列举抗肿瘤治疗成功的案例,尤其是发生在身边或者同一病区的病例,让沟通过程更具说服力。

幻想期——"有没有什么偏方"

 问题1:患者在幻想期的常见心理反应有哪些?

处于幻想期的患者已经初步具有了抗肿瘤治疗的体验,由于前期了解了很多抗肿瘤治疗成功的事例,此阶段对各种抗肿瘤治疗方案都能积极配合,即使效果不是很理想,患者往往依然存在很多幻想,如希望出现"神医""灵丹妙药""偏方",或者期待新疗法、新药的出现来根治自己的疾病。

 问题2:如何让患者在"幻想"与"现实"之间找到平衡?

幻想能使得患者对自己的未来充满希望,在一定程度上可支撑患者与病魔抗争,增强患者的信心和自我效能,提高患者对疾病及其治疗过程中的不良反应的应对能力,提高患者对各项医疗措施的依从性,从而积极配合各项治疗。但不得不说,抗肿瘤治疗尽管已经取得了里程碑式的进步,但鉴于肿瘤类型本身的复杂性、疾病分期的不同、肿瘤患者之间的差异,相同的治疗方案在不同人群中的效果不尽相同,诚如如今的网络流行语说的那样——"理想很丰满、现实很骨感",世间没有小说描述中那么多的"神医"和"灵丹妙药"。因此,对于幻想期的患者应进行正确的引导,使得患者不要一味地盲从、迷信小广告。当然,在此过程中要注意方式、方法,要帮助患者逐步降低期望值,必要时可求助于专业人员,尤其是针对那些年轻的肿瘤患者,防止其幻想一旦破灭,对所有治疗完全丧失信心,甚至产生厌世、自杀的念头。

绝望期——
"所有方法我都试过了,还是不行"

问题1:绝望期常见的心理反应有哪些?

在尝试过各种治疗方法之后,如果治疗效果仍不理想,甚至病情进一步恶化,肿瘤复发,或出现严重的并发症(如肿瘤骨髓转移)、难治性癌性疼痛,导致患者无法正常进食、活动、睡眠等,患者往往会产生绝望的情绪。

问题2:此阶段应如何引导和帮助患者宣泄情绪?

此期患者往往是接受了较长时间的抗肿瘤治疗,往往尝试了很多可能的方法,但是癌症却没有因此得到很好的控制,甚至病情在不断地恶化,这极大地冲击了患者治疗疾病的信心。同时,肿瘤本身或抗肿瘤治疗带来的不良反应,如疼痛(尤其是难治性癌痛、暴发痛)、恶心呕吐、腹泻便秘、癌因性疲乏等,也会严重影响患者的日常生活和功能,使得患者无心无力应对外界的一切事物,患者开始拒绝医护人员、家人、朋友的探视,甚至不愿意走近自己,对身边的人和事产生对立情绪,抗拒相关治疗措施,对治疗的依从性差。

此时,家属更应给予患者更多的关怀和支持,允许患者发泄愤怒,做他们的倾听者,让患者平时关系最亲密、最信任的亲属或朋友陪伴在旁。对于有宗教信仰的患者,可以请他们平时信任的牧师、长老前来探视、陪伴,帮助他们纾解心中的不良情绪,逐渐接受疾病不能治愈的现实,积极配合后期旨在提高他们生命质量的干预措施,尽可能地帮助他们缓解身体上的痛苦,从而减少因身体的不适症状,尤其是疼痛、疲乏所引起的不良心理反应。

平静期——"就这样吧"

问题1:患者在平静期的常见心理反应有哪些?

处于平静期的患者已经能够接受现实,情绪稳定,能配合治疗,也不再恐惧死亡。当病情发展到晚期的时候,患者常处于消极被动应付状态,常表现为行为上的退化和心理上的依赖,不再考虑自己对家庭及社会的责任和义务,变得情感脆弱、意志薄弱,只关注自己的症状,处于无助、无望的心理状态。

问题2:如何帮助患者在平静中抵达生命的终点?

平静期的患者往往已接受了较长时间的抗肿瘤治疗,经过前述心理变化后,心理反应逐渐平复,进入平静期。对于平静期的患者,家属和照护者还是要给予足够的关心,在遵医嘱完成各项诊疗和康复计划的同时,可根据患者体力恢复的情况和医生的建议,适当鼓励患者参加一些社交活动,如病友会、短途的家庭旅行等,让他们重新获得家庭生活的乐趣,重拾生活的自信。

当病情发展到最后的时候,患者虽已能够平静地面对死亡,但是心理肯定还是会发生波动,此时家属应该给予患者足够的关怀,了解患者的心愿,并极力帮他们完成心愿,让他们能无憾离世。